U0642277

内科护理学习题集

主　编　郭梦安

《内科护理学习题集》编委会

主　编：郭梦安

副主编：龚　岚

编　者（以姓氏笔画为序）

李镇麟　张　娟　周正翔

前　言

本习题集内容共分八章，依次为呼吸系统疾病患者的护理、循环系统疾病患者的护理、消化系统疾病患者的护理、泌尿系统疾病患者的护理、血液系统疾病患者的护理、内分泌与代谢疾病患者的护理、风湿性疾病患者的护理、神经系统疾病患者的护理。每章习题内容分别按节编排，分为选择题、名词解释和简答题，选择题有 A1、A2、A3 型题，有 A、B、C、D、E 五个答案，选择其中一个为最佳选项。其中 A2、A3 型题突出了以患者为中心的整体护理概念，各章末有针对本章需重点掌握疾病的病例分析题，以帮助学生通过真实的临床病例识记、理解、掌握和灵活运用所学的知识。

本习题集内容丰富，按照 2016 年护士执业资格考试大纲要求，尤其是呼吸、循环和消化系统考题题量最大，结合临床实践，收集了较多的临床个案资料进行分析，旨在引导学生将所学的理论知识应用到临床实践中，力求使学生从不同角度、不同层面以及纵向联系、横向比较的立体思维方式，能对《内科护理学》进行更全面的学习和复习，加深理解、掌握重点、领会难点、解决疑点，起到课堂教学理论与临床实践工作之间的桥梁作用。

本书得到益阳医学高等专科学校刘柏炎教授、杨志林副教授和武汉大学 HOPE 护理学院罗先武博士的大力支持，在此一并感谢。

由于时间仓促和水平有限，书中的不当之处难免，恳请各位同行提出宝贵意见和建议，以求不断完善和提高，谢谢。

郭梦安

2016 年 6 月

目　录

第一章　呼吸系统疾病患者的护理

第一节　呼吸系统疾病患者常见症状体征的护理

一、选择题

【A1 型题】

1. 呼吸系统疾病最常见的病因是
A. 吸烟
B. 肿瘤
C. 感染
D. 变态反应
E. 理化因素

2. 咳嗽、咳痰护理措施中，错误的是
A. 保持室内空气清新、清洁
B. 咳痰患者注意口腔护理
C. 痰稠不易咳出时应多饮水
D. 协助痰多的卧床患者翻身
E. 痰多体弱无力咳嗽者施行体位引流

3. 对痰液过多且无力咳嗽者，为防止窒息，在翻身前护士首先应
A. 给患者吸氧
B. 给患者吸痰
C. 指导患者有效咳嗽
D. 给患者拍背
E. 慢慢移动患者

4. 痰液黏稠不易咳出者的排痰措施为
A. 指导有效咳嗽
B. 湿化呼吸道
C. 拍背与胸壁震荡
D. 体位引流

E. 机械排痰

5. 患者大咯血，给予的止血药首选为

A. 止血敏

B. 垂体后叶素

C. 安络血

D. 维生素 K

E. 抗血纤溶芳酸

6. 发作性呼气性呼吸困难见于

A. 肺不张

B. 胸膜粘连

C. 支气管扩张

D. 支气管异物

E. 支气管哮喘

7. 大咯血时患者宜采取

A. 咳嗽

B. 绝对卧床

C. 应用吗啡

D. 屏气

E. 多交谈

8. 急性肺水肿患者咳

A. 翠绿色痰

B. 大量脓性痰

C. 粉红色泡沫样痰

D. 血痰

E. 铁锈色痰

9. 下列有关体位引流描述不正确的是

A. 确定引流体位很重要

B. 引流应在餐前进行

C. 每日可引流 1 ~ 3 次

D. 每次引流时间可持续 15 ~ 20 分钟

E. 为加强引流效果，引流前辅以胸部叩击，引流后给予雾化吸入

10. 护理呼吸系统疾病患者，首要的护理措施是

A. 注意营养

B. 环境适宜

C. 体位引流

D. 保持呼吸道通畅

E. 半卧位

11. 造成年老极度虚弱的患者咳痰困难的原因是

A. 吞咽反射迟钝

B. 无力咳嗽排痰
C. 呼吸中枢抑制
D. 咳嗽反射消失
E. 会厌功能不全
12. 体位引流的禁忌证是
A. 频繁咳嗽者
B. 体弱者
C. 痰液黏稠
D. 咳黄色脓痰者
E. 大咯血患者
13. 护理大量咯血的患者，以下哪项措施不正确
A. 尽量少翻动患者
B. 指导患者避免咳嗽
C. 取平卧位头偏向一侧
D. 肺结核患者取健侧卧位
E. 鼻导管吸氧 2 ~4 L/min
14. 咯血直接的致死原因为
A. 肺不张
B. 肺部感染
C. 窒息
D. 休克
E. 恐惧
15. 少量咯血是指每日咯血量在
A. 50 mL
B. 100 mL
C. 150 mL
D. 200 mL
E. 250 mL
16. 下列哪项不是咯血患者的护理目标
A. 呼吸平稳
B. 情绪稳定
C. 无并发症发生
D. 咯血减轻或停止
E. 去除咯血原因
17. 大咯血患者一旦发生窒息，首要抢救措施是
A. 立即气管插管
B. 取患侧卧位
C. 立即清理患者呼吸道内血块
D. 立即使用呼吸兴奋药

E. 加压吸氧

18. 呼气性呼吸困难见于以下哪种疾病

A. 气道狭窄梗阻

B. 肺气肿

C. 严重肺炎

D. 肺结核

E. 大量胸腔积液

19. 胸痛的护理措施不包括

A. 肋间神经封闭

B. 用宽胶布于患者呼气末紧贴在患侧胸部

C. 给予吗啡或哌替啶止痛

D. 给予小剂量镇静剂

E. 局部湿热敷、冷湿敷

20. 肺炎患者胸痛明显时，应选择的适宜体位是

A. 俯卧位

B. 仰卧位

C. 半坐卧位

D. 健侧卧位

E. 患侧卧位

21. 有关机械吸痰错误的是

A. 适用于痰液黏稠无力咳出者

B. 每次吸痰时间不超过 15 分钟

C. 两次抽吸间隔时间 >3 分钟

D. 吸痰前、中、后适当提高吸氧浓度

E. SaO_2 <85%时应停止吸痰

【A2 型题】

22. 患者，女，40 岁，以右肺下叶肺炎收入院，近日咳痰量增多为铁锈色。你怀疑其致病菌是

A. 葡萄球菌属

B. 假单胞菌属

C. 链球菌属

D. 克雷伯杆菌属

E. 大肠埃希菌

23. 患者，50 岁，既往支气管扩张症 8 年，3 天来出现高热、咳嗽、咳痰剧烈，其治疗原则应为

A. 促进排痰和控制感染

B. 促进排痰和加强营养

C. 促进排痰和卧床休息

D. 控制感染和增加营养

E. 控制感染卧床休息

24. 一咯血患者突然出现表情恐怖，张口瞪目，两手乱抓等窒息现象，此时护士首先应该

A. 准备抢救用品

B. 行人工呼吸

C. 使用呼吸中枢兴奋药

D. 使用镇咳药

E. 立即置患者头低足高位

25. 患者，男，20 岁，反复发作呼气性呼吸困难 5 年，引起呼气性呼吸困难最常见的病因是

A. 支气管异物

B. 大支气管肿瘤

C. 大片肺组织实变

D. 大量胸腔积液

E. 小支气管痉挛

26. 3 岁患儿，吃水果糖时不慎糖粒掉入气管，出现三凹征，其呼吸困难的类型是

A. 吸气性呼吸困难

B. 呼气性呼吸困难

C. 混合性呼吸困难

D. 中枢性呼吸困难

E. 阵发性呼吸困难

27. 患者，65 岁，女，以肺心病收住院。入院时患者呼吸困难，口唇发绀，低热，纳差。口腔溃疡，情绪低落。应首先执行的护理措施是

A. 进行心理安慰

B. 改善饮食，加强营养

C. 指导缩唇呼吸

D. 行口腔护理促进溃疡愈合

E. 吸氧，缓解缺氧

二、名词解释

1. 体位引流
2. 三凹征

三、简答题

1. 咯血量的估计。
2. 体位引流的禁忌症有哪些？
3. 大咯血发生窒息时的急救措施有哪些？

参考答案

一、选择题

1. C　2. E　3. B　4. B　5. B　6. E　7. B　8. C　9. E　10. D　11. B　12. E　13. D
14. C　15. B　16. E　17. C 18. B　19. C　20. E　21. B　22. C　23. A　24. E　25. E
26. A　27. E

二、名词解释

1. 体位引流：患者根据病变部位采取特殊体位，利用重力作用使肺支气管分泌物排出体外，又称重力引流。

2. 三凹征：即锁骨上窝和胸骨上窝、肋间隙吸气时凹陷。见于吸气性呼吸困难。

三、简答题

1. 答：咯血量的估计：痰中带血、少量咯血（每日咯血量少于100毫升）、中等量咯血（每日咯血量100～500毫升）和大咯血（每日咯血量达500毫升以上及大咯血1次大于300 mL）。

2. 答：体位引流禁用于以下几种情况：①呼吸衰竭、有明显呼吸困难者和发绀者；②近1～2周内曾有大咯血史；③严重心血管疾病或年老体弱不能耐受者。

3. 答：大咯血发生窒息时的急救措施：大咯血的患者，病床旁备有吸引器、氧气、气管切开包、止血药物、呼吸兴奋剂、升压药物等设备和药品。发现患者窒息时，立即将患者置于头低足高（30～45度）俯卧位，脸侧向一边，轻拍背部或刺激患者咽喉部以利血块排出，并迅速用手挖出或吸出口、咽、鼻部血块。无效时，配合医生行气管插管或气管切开，以迅速解除呼吸道梗阻。

第二节　急性上呼吸道感染患者的护理

一、选择题

【A1型题】

1. 急性呼吸道感染，最常见的病原体是
A. 肺炎链球菌
B. 葡萄球菌
C. 革兰阴性杆菌
D. 病毒
E. 溶血性链球菌

2. 由细菌引起的急性上呼吸道感染多见于下列哪种细菌
A. 溶血性链球菌

B. 肺炎球菌
C. 葡萄球菌
D. 流感嗜血杆菌
E. 肺炎杆菌

参考答案

一、选择题

1. D　2. A

第三节　肺部感染性疾病患者的护理

一、选择题

【A1 型题】

1. 按病因学分类最常见的肺炎是
A. 细菌性肺炎
B. 病毒性肺炎
C. 真菌性肺炎
D. 支原体性肺炎
E. 衣原体性肺炎
2. 肺炎链球菌肺炎病程延长，抗生素治疗后体温退后复升，白细胞持续上升，应考虑
A. 抗生素剂量不足
B. 细菌产生耐药性
C. 并发症存在
D. 机体抵抗力低下
E. 休克先兆
3. 观察中毒性肺炎的病情变化最重要的是
A. 意识状态
B. 体温热型
C. 脉搏、血压
D. 呼吸频率及深度
E. 痰的性状
4. 治疗肺炎链球菌肺炎，首选的抗菌药物是
A. 林可霉素
B. 头孢菌素
C. 红霉素

D. 氧氟沙星
E. 青霉素
5. 肺炎链球菌肺炎剧烈胸痛者宜取
A. 平卧位
B. 半卧位
C. 坐位
D. 患侧卧位
E. 健侧卧位
6. 肺炎链球菌肺炎患者并发感染性休克时尿量在每小时多少毫升以内
A. 15 mL
B. 30 mL
C. 60 mL
D. 80 mL
E. 100 mL
7. 肺炎链球菌肺炎患者不可能出现的表现是
A. 高热
B. 咳红棕色胶冻样痰
C. 咳嗽
D. 呼吸困难
E. 胸痛
8. 休克性肺炎与普通性肺炎不同点是应重点观察
A. 发热程度
B. 白细胞总数
C. 呼吸困难程度
D. 有无末梢循环衰竭
E. 起病缓急
9. 休克性肺炎抗休克治疗的首要措施是
A. 补充血容量
B. 应用强心剂
C. 应用糖皮质激素
D. 应用血管活性药
E. 纠正酸碱失衡
10. 不属于肺炎链球菌肺炎的表现是
A. 寒战
B. 高热
C. 胸痛
D. 大量咯血
E. 气急
11. 关于肺炎链球菌肺炎的叙述错误的是

A. 又称“大叶性肺炎”

B. 常诱发“上感”、受寒、淋雨、饥饿等因素后

C. 好发于儿童，女性较多

D. 常因免疫力低下而致病

E. 肺炎球菌是寄居在口、鼻、咽部的正常菌群

12. 提示肺炎链球菌肺炎患者病情严重的检查结果是

A. 症状、体征比较明显

B. 白细胞显著增多，中性粒细胞比例增多

C. 白细胞总数甚至降低，中性粒细胞比例增多、核左移

D. 痰涂片或培养见肺炎球菌

E. X 线检查见大片均匀致密阴影

13. 肺炎引起化脓性并发症最常见的病原菌是

A. 金黄色葡萄球菌

B. 大肠埃希菌

C. 肺炎链球菌

D. 支原体

E. 流感杆菌

14. 对金黄色葡萄球菌肺炎最有诊断价值的是

A. 起病急、病情重

B. 血白细胞总数增高、核左移

C. 双肺闻及湿啰音

D. 胸片示有多发脓肿或脓胸、肺大疱

E. 喘憋严重

【A2 型题】

15. 患者，男，65 岁，因寒战、高热、咳嗽 1 天而急诊入院。诊断为肺炎链球菌肺炎，次日体温骤降，伴四肢厥冷、大汗及意识模糊，BP 80/55 mmHg，下列哪项护理措施不正确

A. 迅速建立静脉通道

B. 热水袋保暖

C. 去枕平卧位

D. 快速滴入低分子右旋糖酐

E. 高流量吸氧

16. 患者，女，45 岁，因寒战、高热、咳嗽、胸痛来院就诊。胸透显示右上肺有云絮状阴影。查痰肺炎球菌(+)，该患者血常规检查如何

A. 嗜酸性粒细胞增加

B. 淋巴细胞增加

C. 中性粒细胞增加

D. 大单核细胞增加

E. 嗜碱性粒细胞增加

17. 患者，男，60 岁，经门诊就医以肺炎收入院，体温 39.6℃，降温时尽量不采用

A. 头部置冰袋

B. 温水拭浴

C. 乙醇拭浴

D. 鼓励饮水

E. 口服退热药

18. 患者，女，40 岁。因发热、咳嗽、咳痰、胸痛 3 天入院。体温 40℃，右下肺闻及湿啰音。血 WBC12.5×10^9/L。入院诊断：发热待查，肺炎？该患者的首要护理问题是

A. 气体交换受损

B. 低效型呼吸型态

C. 体温过高

D. 疼痛：胸痛

E. 清理呼吸道无效

19. 某男，受凉后出现畏寒、寒战、高热、左侧胸痛 2 天，咳嗽、咳少量铁锈色痰。体检：神志清楚，T 40.6℃，B P98/76 mmHg，P 102 次/分。胸部 X 线左下肺野大片模糊阴影。WBC 14.5×10^9/L。最可能的诊断是

A. 肺炎球菌肺炎

B. 急性肺脓肿

C. 支气管肺炎

D. 肺炎杆菌肺炎

E. 胸膜炎

20. 患者，男，25 岁。受凉后突然发热 2 天，T38.8℃，咳嗽伴白色黏液痰，左侧胸痛，深吸气加重。口唇疱疹，左下肺叩诊浊音，闻及病理性支气管呼吸音。血 WBC 11.2×10^9/L，N 84%。首选的抗生素是

A. 红霉素

B. 青霉素 G

C. 抗结核药物

D. 氨基苷类药物

E. 抗真菌药物

【A3/A4 型题】

(21 ~ 23 题共用题干)

患者，男，45 岁，因寒战、高热伴右下胸痛 2 日来院就诊。随后退热并出现恶心、呕吐、意识模糊。查体：T36.8℃，P108 次/分，R25 次/分，BP85/55 mmHg，面色苍白，口唇发绀，右下肺叩诊音稍浊，闻及少量湿啰音。

21. 应首先考虑的诊断是

A. 肺脓肿

B. 休克型肺炎

C. 右侧胸膜炎

D. 右侧气胸

E. 肺炎球菌肺炎

22. 该患者首要的护理问题或合作性问题是
A. 体温过高
B. 气体交换受损
C. 潜在并发症：感染性休克
D. 疼痛：胸痛
E. 清理呼吸道无效
23. 除给予抗菌药物治疗外，首要的护理措施是
A. 预防并发症的发生
B. 遵医嘱给予止咳祛痰药
C. 鼻饲高热量营养丰富的流质饮食
D. 按抗休克原则处理
E. 观察生命体征、神志、尿量、瞳孔等变化
（24 ~26 题共用题干）
患者，男，35 岁，因高热、咳嗽入院，诊断为急性肺炎，住院次日突然出现烦躁、恐惧、四肢厥冷、血压 85/60 mmHg、脉博 125 次/分。
24. 该患者最主要的护理问题是
A. 体温过高
B. 组织灌流改变
C. 恐惧
D. 舒适的改变
E. 体液不足的危险
25. 对该患者首要采取的护理措施是
A. 物理降温
B. 高流量给氧
C. 心理安慰
D. 建立静脉通路
E. 心电图检查
26. 医嘱有下列药物需静脉滴入，护士应首先输入
A. 青霉素 G
B. 地塞米松
C. 多巴胺
D. 右旋糖酐
E. 碳酸氢钠

二、名词解释

医院获得性肺炎

三、简答题

1. 重症肺炎的标准是什么？

2. 感染性休克抢救配合有哪些?

参考答案

一、选择题

1. A　2. C　3. C　4. E　5. D　6. B　7. B　8. D　9. A　10. D　11. C　12. C　13. A　14. D　15. B　16. C　17. E　18. C　19. A　20. B　21. B　22. C　23. D　24. B　25. D　26. D

二、名词解释

医院获得性肺炎：患者入院时不存在、也不处于潜伏期，而于入院 48 小时后在医院(包括老年护理院、康复院)内发生的肺炎。

三、简答题

1. 答：(1)意识障碍；
(2)呼吸频率 >30 次/分；
(3) PaO_2 <60 mmHg、PaO_2/FiO_2 <300，需行机械通气治疗；
(4)血压 <90/60 mmHg；
(5)胸片显示双侧或多肺叶受累，或入院 48 小时内病变扩大≥50%；
(6)少尿；尿量 <20 mL/h，或 <80 mL/4 h，或急性肾衰竭需要透析治疗。

2. 答：(1)体位：仰卧中凹位，抬高头 20°，下肢 30°。(2)吸氧：高流量吸氧，PaO_2 > 60 mmHg。(3)补充血容量。(4)快速建立双静脉通道，予低分子右旋糖酐、平衡盐溶液等维持有效容量，降低血液黏稠度，防 DIC；酸中毒时监测血压、尿量等；监测中心静脉压，作为调整补液速度的指标，如 <5 cm H_2O 可放心输液，达 10 cm H_2O 时，不宜过快，防急性心衰。这予碳酸氢钠静注，宜单独输入。血容量补足的指征：口唇红润、肢端温暖、收缩压 >90 mmHg，尿量 30 mL/h 以上，血容量已补足，但尿量 <400 mL/d，比重 <1.018，防肾衰竭。(5)用药护理：观察疗效及不良反应。

第四节　肺脓肿患者的护理

一、选择题

【A1 型题】

1. 原发性肺脓肿最常见的病原菌是
A. 肺炎球菌
B. 金黄色葡萄球菌
C. 真菌

D. 链球菌

E. 厌氧菌

2. 原发性肺脓肿多发生于右肺，原因是

A. 右支气管较细

B. 右支气管较长

C. 右支气管与气管夹角较大，即陡直

D. 右支气管与气管夹角较小

E. 右支气管周围淋巴结较多

3. 肺脓肿最常见的病因是

A. 病毒

B. 厌氧菌或厌氧菌和需氧菌混合感染

C. 真菌

D. 溶组织内阿米巴

E. 卫氏肺吸虫

4. 急性肺脓肿最具特征的症状是

A. 畏寒高热

B. 呼吸困难

C. 咳大量脓臭痰

D. 咳嗽伴咯血

E. 咳嗽伴胸痛

5. 急性肺脓肿停用抗生素的指征是

A. 体温正常

B. 脓腔液平面消失

C. 肺部体征消失

D. 咳嗽咳痰消失

E. 病灶消失，有纤维条索影

参考答案

一、选择题

1. E　2. C　3. B　4. C　5. E

第五节　支气管扩张症患者的护理

一、选择题

【A1 型题】

1. 支气管扩张患者在施行体位引流时，错误的护理是
A. 引流在晚间睡前进行
B. 根据病变部位选择体位
C. 引流时鼓励患者深呼吸
D. 引流时间每次 30 分钟以上
E. 引流完毕后给予漱口
2. 支气管扩张大咯血窒息患者应采取的正确卧位是
A. 平卧位
B. 端坐位
C. 头低位
D. 俯卧位
E. 半坐卧位
3. 某支气管扩张咯血的患者突然中止咯血、张口瞪目、两手乱抓应首先考虑
A. 休克
B. 呼吸衰竭
C. 心力衰竭
D. 脑栓塞
E. 窒息
4. 支气管扩张患者最典型的临床表现为
A. 慢性咳嗽、大量脓痰、伴有喘息
B. 慢性咳嗽、大量脓痰、长期胸痛
C. 慢性咳嗽、大量脓痰、伴寒战高热
D. 慢性咳嗽、大量脓痰、反复咯血
E. 慢性咳嗽、大量脓痰、呼吸困难
5. 支气管扩张患者最基本的护理措施是
A. 促进排痰
B. 预防咯血窒息
C. 保持口腔清洁卫生
D. 加强营养
E. 增强体质
6. 为支气管扩张患者进行口腔护理主要是为了
A. 去除口臭

B. 促进唾液分泌
C. 减少感染机会
D. 增进食欲
E. 减少痰量
7. 支气管扩张患者出现哪种情况提示有混合性厌氧菌感染
A. 痰和呼吸气息有恶臭味
B. 背部听诊有持久存在的湿性啰音
C. 大量脓痰、痰液静置后分三层
D. 大量脓痰伴有咯血
E. 大量脓痰伴高热
8. 支气管扩张患者大咯血时错误的护理是
A. 绝对卧床休息
B. 取患侧卧位
C. 屏气
D. 识别窒息征兆
E. 窒息时取头低足高位
9. 由支气管扩张症基本发病因素引起的最主要的护理问题是
A. 潜在窒息
B. 气体交换障碍
C. 清理呼吸道无效
D. 潜在咯血
E. 体温过高
10. 支气管扩张患者肺部典型的听诊表现是
A. 一侧肺部局限性哮鸣音
B. 一侧肺部散在干湿啰音
C. 一侧肺部有局限而固定的湿性啰音
D. 两侧肺底湿性啰音
E. 两肺满布湿性啰音
11. 支气管扩张患者的治疗原则是
A. 促进排痰，加强营养
B. 控制感染，促进排痰
C. 促进排痰，卧床休息
D. 控制感染，加强营养
E. 控制感染，卧床休息
12. 支气管扩张患者若住普通病房，应安置在
A. 下风向位置
B. 靠近门边
C. 靠近窗户
D. 避风处

E. 与邻床拉开距离

【A2 型题】

13. 患者，男，35 岁。慢性咳嗽、咳脓痰病史 8 年，感冒受凉后痰量明显增加，有时痰液有恶臭。今晨咯血 100 mL。幼年患过麻疹、肺炎。体检于左下肺有湿啰音。最可能的诊断是

A. 慢性支气管炎急性发作

B. 肺结核

C. 支气管扩张

D. 肺炎球菌肺炎

E. 肺脓肿

14. 患者，女，55 岁。有支气管扩张病史 10 年。咯血约 100 mL 后突发胸闷气促、张口瞪目、两手乱抓、牙关紧闭、大汗淋漓、抽搐。护士应立即协助患者取

A. 头低足高位，头偏向一侧

B. 去枕平卧位

C. 平卧位，头偏向一侧

D. 端坐位

E. 患侧卧位

15. 患者，女，35 岁，常在晨起及晚间躺下咳大量脓痰伴少量鲜血，痰液放置后分三层，患者可能患有

A. 肺癌

B. 慢性支气管炎

C. 肺结核

D. 支气管扩张

E. 肺气肿

16. 患者，男，30 岁，患支气管扩张多年。近日因上感咳嗽剧烈，有大量黄色脓痰。胸部 X 线显示病变位于右肺下叶，体位引流时护士应指导患者采取

A. 右侧头低足高卧位

B. 左侧头高足低卧位

C. 左侧头低足高卧位

D. 右侧头高足低卧位

E. 半坐卧位

17. 患者，男，25 岁，患有支气管扩张症。既往病史显示该患者幼年时患过的下列哪种疾病可能与本病有关

A. 猩红热

B. 风疹

C. 腮腺炎

D. 水痘

E. 麻疹

【A3/A4 型题】

(18 ~20 题共用题干)

患者，女，21 岁，患支气管扩张症，间断咯血。今日因受凉咳嗽、咳大量黄色脓痰，入院治疗。

18. 护士在收集资料时发现引起该患者支气管扩张的可能因素是幼年时患过
A. 百日咳
B. 猩红热
C. 水痘
D. 腮腺炎
E. 风疹

19. 根据病情，患者目前最主要的护理诊断是
A. 气体交换受损
B. 低效性呼吸型态
C. 清理呼吸道无效
D. 营养失调：低于机体需要量
E. 潜在并发症：窒息

20. 护士指导患者作体位引流时应避免
A. 在饭后 1 小时进行
B. 引流前作生理盐水雾化吸入
C. 引流同时作胸部叩击
D. 每次引流 15 ~ 20 分钟
E. 引流后可给治疗性雾化吸入

（21 ~ 22 题共用题干）

患者，女，45 岁，患支气管扩张，反复咯血。近 1 周来咯血加重，从痰中带血到小量咯血。

21. 预防窒息措施错误的是
A. 让患者情绪放松
B. 解释咯血原因
C. 取患侧卧位
D. 借助屏气以减少出血
E. 必要时将血吸出

22. 患者剧烈咳嗽后咯血 250 mL，表情恐怖、张口瞪目、双手乱抓。此时，置患者于头低足高位，进而护士应采取的首要护理措施是
A. 加压吸氧
B. 指导患者有效咳嗽
C. 立即清除呼吸道内血块
D. 注射止血剂
E. 给予呼吸兴奋剂

二、名词解释

干性支气管扩张

三、简答题

支气管扩张痰液的分层?

参考答案

一、选择题

1.D 2.C 3.E 4.D 5.A 6.C 7.A 8.C 9.C 10.C 11.B 12.A 13.C 14.A 15.D 16.C 17.E 18.A 19.C 20.A 21.D 22.C

二、名词解释

干性支气管扩张：上叶肺支气管扩张，因引流较好，可无痰或少痰。

三、简答题

答：支气管扩张痰液的分层：上层为泡沫样痰、中层为浑浊黏液、下层为坏死组织。

第六节 肺结核患者的护理

一、选择题

【A1 型题】

1. 对肺结核患者的健康指导最重要的是
A. 保持乐观情绪和治疗信心
B. 加强营养，保证身心健康
C. 定期复查，根据病情调整治疗方案
D. 尽可能与家人分室或分床就寝
E. 按医嘱规则服药，坚持疗程
2. 易引起周围神经炎的抗结核药物为
A. 异烟肼
B. 利福平
C. 链霉素
D. 对氨基水杨酸
E. 乙胺丁醇
3. 肺结核诊断最可靠的依据是
A. 胸部 X 线片
B. 胸部 CT 检查
C. 红细胞沉降率

D. 痰结核菌检查
E. 结核菌素试验
4. 利福平正确的口服方法是
A. 三餐前
B. 三餐后
C. 三餐后及临睡前
D. 早晨空腹顿服
E. 临睡前一次
5. 肺结核患者全身毒血症状不包括
A. 午后低热
B. 干咳
C. 疲乏
D. 盗汗
E. 妇女月经失调
6. 痰中带血不见于
A. 支气管扩张
B. 肺结核
C. 肺气肿
D. 肺炎
E. 肺癌
7. 判断结核菌素试验结果的最重要指标是
A. 红斑直径
B. 风团大小
C. 硬结直径
D. 发疹时间
E. 有无水泡
8. 肺结核患者在家疗养，但痰中有结核菌，最简便有效的痰处理方法是
A. 煮沸
B. 深埋
C. 焚烧
D. 乙醇浸泡
E. 消毒灵浸泡
9. 卡介苗初种年龄是
A. 出生后 2 ~ 3 天
B. 2 个月以上
C. 3 个月以上
D. 8 个月以上
E. 1 岁以上
10. 肺结核化疗时出现耳聋和肾功能损害的药物是

A. 乙胺丁醇
B. 链霉素
C. 对氨基水杨酸
D. 异烟肼
E. 利福平
11. 临床上最常见的肺结核是
A. 原发型肺结核
B. 血行播散型肺结核
C. 浸润型肺结核
D. 慢性纤维空洞型肺结核
E. 结核性胸膜炎
12. 浸润型肺结核的好发人群是
A. 儿童
B. 婴幼儿
C. 老年人
D. 成年人
E. 孕妇
13. 肺结核最主要的传播途径为
A. 直接蔓延
B. 消化道传播
C. 淋巴传播
D. 呼吸道传播
E. 血液传播
14. PPD 试验结果(+ + +)是指 48 ~ 72 小时后观察结果，局部硬结直径
A. ≤4 mm
B. 5 ~ 9 mm
C. 10 ~ 19 mm
D. ≥15 mm
E. ≥20 mm 或不足 20 mm 伴水疱
15. 急性血行播散型肺结核加用糖皮质激素，必须先进行的治疗措施是
A. 使用抗生素
B. 使用抗结核药
C. 利尿药
D. 20% 甘露醇
E. 退热药
16. 原发综合征胸部 X 线检查最典型的表现是
A. 分布均匀的粟粒影
B. 多发性薄壁空洞影
C. 哑铃型双极影

D. 大片云雾状阴影
E. 肺门阴影明显增重
17. 切断肺结核传染链、控制传染源最有效的方法是
A. 加强卫生宣教，进行科普宣传
B. 加强体育锻炼，增强免疫力
C. 经常进行肺部 X 线检查
D. 早期发现并治愈肺结核患者
E. 应用卡介苗进行预防接种
18. 肺结核的主要传染源是
A. 原发型肺结核患者
B. 空洞型肺结核患者
C. 痰中排菌的肺结核患者
D. 血行播散型肺结核患者
E. 结核性胸膜炎患者
19. 关于结核菌素试验叙述错误的是
A. 属于Ⅳ型变态反应
B. 注射后 48 ~ 72 小时观察试验结果
C. 阳性的皮肤硬结直径至少达 5 mm
D. 2 岁儿童未种卡介苗“PPD 试验”强阳性提示有“活动性肺结核”
E. 在左上臂三角肌下缘作皮内注射
20. 最易引起肝功能损害的药物是
A. 异烟肼
B. 利福平
C. 链霉素
D. 吡嗪酰胺
E. 乙胺丁醇
21. 肺结核患者消毒隔离措施错误的是
A. 保持室内通风，作好呼吸道隔离
B. 剩余的饭菜煮沸后弃取
C. 痰液加等量的 1% 过氧乙酸浸泡
D. 餐具洗涤后应煮沸 5 分钟
E. 病室每日用紫外线灯照射
22. 结核性胸膜炎胸痛患者取
A. 头低足高位，头偏向一侧
B. 去枕平卧位
C. 平卧位
D. 端坐位
E. 患侧卧位
23. 肺结核咯血患者宜取患侧卧位是为了

A. 减轻疼痛
B. 放松身心
C. 有利于引流
D. 避免窒息
E. 防止病灶向对侧扩散

24. 肺结核的化疗原则是
A. 早期、间歇、适量、规律、全程化疗
B. 早期、联合、适量、规律、长程化疗
C. 早期、联合、适量、规律、短程化疗
D. 早期、间歇、足量、规律、全程化疗
E. 早期、联合、适量、规律、全程化疗

【A2 型题】

25. 患儿，4 岁。发热、咳嗽、盗汗、啼哭，X线检查示右侧肺门阴影，现结核菌素试验检查呈强阳性反应，提示
A. 有活动性肺结核
B. 曾有过结核感染
C. 曾接种过卡介苗
D. 需立即接种卡介苗
E. 机体免疫功能亢进

26. 患者，女，28 岁。因结核性胸膜炎入院，患者诉下午有低热，夜间有盗汗，咳嗽后左侧胸痛明显加重，听诊可闻及胸膜摩擦音，根据以上情况，可提示病变累及
A. 壁层胸膜
B. 脏层胸膜
C. 膈肌
D. 胃
E. 肝脏

27. 患者，男，25 岁。因低热、乏力、盗汗伴食欲减退、消瘦 1 个月，咳嗽痰中带血 3 天，以肺结核收入住院。今晨突然大咯血。最主要的护理诊断或合作性问题是
A. 焦虑
B. 活动无耐力
C. 潜在并发症：窒息
D. 知识缺乏
E. 有传播感染的危险

28. 患者，男，28 岁。因肺结核抗结核治疗已 3 个月，近几日出现视野缩小。最可能引起上述副作用的药物是
A. 异烟肼
B. 利福平
C. 链霉素
D. 乙胺丁醇

E. 吡嗪酰胺

29. 患者，男，18 岁，高热呈弛张热型、盗汗、轻咳无痰、气急发绀 7 天，呼吸急促，心率快，心肺及其他检查未查及明显体征，血白细胞 4×10^9/L，胸透见肺野透明度降低。最可能是

A. 葡萄球菌肺炎

B. 急性粟粒性肺结核

C. 肺炎杆菌肺炎

D. 支气管淋巴结炎

E. 支原体肺炎

30. 患者，男，26 岁，近 2 年来常感午后低热、乏力、消瘦，近 1 周出现高热、痰量增多、伴咯血及右侧胸痛。痰结核菌检查为阳性。下列与病情不符的护理诊断是

A. 知识缺乏

B. 体温过高

C. 有窒息的危险

D. 心排出量减少

E. 营养失调：低于机体需要量

31. 患者，女，30 岁。患肺结核 2 年，午后低热盗汗，近 1 周出现小量咯血。今晨突然出现大咯血继而咯血中止并出现呼吸困难、表情恐怖、大汗淋漓、两手乱抓。首要的处理是

A. 立即通知医生

B. 加压吸氧

C. 垂体后叶素 10 U 静脉注射

D. 立即输血

E. 保持呼吸道通畅

32. 患者，女，65 岁，半年前冬季曾有咳嗽，咳少量白痰。经抗炎治疗效果不明显，近半年咳嗽，偶有血痰，乏力，低热，吸烟 15 年，半包/日，其他检查均为阴性，应首先考虑为

A. 急性支气管炎

B. 慢性支气管炎

C. 支气管扩张

D. 肺癌

E. 肺结核

【A3/A4 型题】

（33 ~35 题共用题干）

患者，男，22 岁，近 3 月来干咳、低热、盗汗、乏力。听诊左上锁骨下区闻及湿性啰音，怀疑患有肺结核。

33. 为进一步确诊，最有价值的检查是

A. 胸部 X 线检查

B. 纤维支气管镜检查

C. 支气管碘油造影

D. 肺功能检查

E. 痰细菌学检查

34. 若患者已确诊，下列护理措施中哪项不妥

A. 给予高热量、高蛋白、高维生素饮食

B. 室内空气新鲜，阳光充足

C. 向患者作有关疾病知识的宣教

D. 及时做好消毒隔离

E. 鼓励患者加强体育锻炼，增强抗病能力

35. 患者在治疗过程中，判断结核化疗效果最重要的指标是

A. PPD 试验阴性

B. 体温恢复正常，体重增加

C. 血沉恢复正常

D. 痰结核菌转阴

E. 病灶吸收好转

（36 ~ 38 题共用题干）

患者，男，17 岁，因应考复习功课过度疲劳，自觉乏力、干咳、无痰、盗汗明显，临床怀疑肺结核。

36. 护士为其作结核菌素试验正确的是

A. 皮下注射 0.1 mlPPD

B. 注射部位左上前臂三角肌下缘

C. 注射部位前臂掌侧中部

D. 24 ~ 48 小时观察结果

E. 测局部皮肤红晕范围，取纵横两者平均直径判断强度

37. 患者近日体温增高至 39.2℃. 胸部 X 线示两肺野布满大小一致、密度均匀的粟粒状阴影，临床诊断肺结核，其临床类型是

A. 原发型肺结核

B. 急性血行播散型肺结核

C. 浸润型肺结核

D. 慢性纤维空洞型肺结核

E. 结核性胸膜炎

38. 该患者立即接受异烟肼、链霉素、对氨基水杨酸的联合化疗。护士在指导用药时应告诉患者链霉素易发生的主要不良反应是

A. 听力和肾功能损害

B. 周围神经炎和中毒性肝炎

C. 黄疸和过敏反应

D. 肝功能损害和高尿酸血症

E. 视神经炎和过敏反应

（39 ~ 41 题共用题干）

患者，女，35 岁。近 3 个月来午后低热、盗汗、食欲不振、乏力消瘦。近 2 周高热、咳嗽、咳痰，伴咯血。胸部 X 线检查提示右肺上叶有片状模糊阴影，痰结核菌检查阳性。临床

诊断肺结核。

39. 按结核病分型应诊断为

A. 原发型肺结核

B. 急性血行播散型肺结核

C. 浸润型肺结核

D. 慢性纤维空洞型肺结核

E. 结核性胸膜炎

40. 护理诊断不应包括

A. 体温过高

B. 组织灌流量改变

C. 活动无耐力

D. 有窒息的危险

E. 营养失调

41. 最重要的治疗是

A. 加强营养

B. 退热治疗

C. 止血治疗

D. 合理化疗

E. 镇咳祛痰治疗

二、名词解释

原发综合征

三、简答题

1. 肺结核大咯血的处理有哪些?

2. 肺结核化疗的原则有哪些?

四、病例分析

患者，男，60 岁，6 年前曾患肺结核，3 个月前劳累后咳嗽加重，少量咯血伴低热、盗汗、胸闷、乏力又来诊。既往无药物过敏史。查体：T：37.4℃，P：94 次/分，R：22 次/分，BP：130/80 mmHg，一般稍弱，无皮疹，浅表淋巴结无肿大，巩膜不黄，气管居中，两上肺呼吸音稍减低，并闻及少量湿啰音，心率 94 次/分，律齐，无杂音，腹部平软，肝脾肋下未触及，下肢不肿。血常规：血 Hb 110 g/L，WBC 4.5 ×10 g/L，N 53%，L47%。

初诊：肺结核。

问题：1. 请列出 5 个主要的护理诊断。

2. 请标出首优的护理诊断。

3. 请根据患者的情况制定个体化的护理措施。

参考答案

一、选择题

1. E 2. A 3. D 4. D 5. B 6. C 7. C 8. C 9. A 10. B 11. C 12. D 13. D
14. E 15. B 16. C 17. D 18. C 19. E 20. B 21. D 22. E 23. E 24. E 25. A
26. A 27. C 28. D 29. B 30. D 31. E 32. E 33. E 34. E 35. D 36. C 37. B
38. A 39. C 40. B 41. D

二、名词解释

原发综合征：原发病灶、淋巴管炎及肿大的肺门淋巴结。

三、简答题

1. 答：严格卧床，用止血药。应用垂体后叶素 5～10 U 加入 25% 的葡萄糖液 40 mL，15～20 min 缓慢注射，然后将垂体后叶素加入 5% 葡萄糖液按 0.1 U/(kg·h)静脉滴注。必要时支气管镜止血或球囊导管压迫止血。咯血量过多，可适量输血。

2. 答：肺结核化疗原则：早期、联合、规律、全程、适量。

四、病例分析

答：1. 护理诊断

(1)清理呼吸道无效 与结核感染致分泌物多、干酪样坏死、无力排痰有关。

(2)营养失调：低于机体需要量 与机体消耗增加、食欲降低有关。

(3)体温过高 与结核分枝杆菌感染有关。

(4)焦虑 与不了解预后有关。

(5)潜在并发症：大咯血、窒息。

2. 首优的护理诊断

清理呼吸道无效与结核感染致分泌物多、干酪坏死、无力排痰有关。

3. 护理措施

(1)一般护理：呼吸道隔离防交叉感染，不随地吐痰、痰焚烧、餐具煮沸或暴晒。

(2)饮食：高热量、高蛋白、高维生素。VitB6 不宜与异烟肼同服。

(3)心理护理：消除恐惧、树立信心。

(4)用药护理：告知不良反应及注意事项。

(5)指导有效排痰。

第七节　支气管哮喘患者的护理

一、选择题

【A1 型题】

1. 支气管哮喘的主要临床表现是
A. 吸气性呼吸困难伴“三凹征”
B. 发作性呼吸困难伴窒息感
C. 反复发作带哮鸣音的呼气性呼吸困难
D. 带哮鸣音的混合性呼吸困难
E. 呼吸困难伴哮鸣音
2. 哮喘持续状态是指严重哮喘持续时间达
A. 6 小时
B. 10 小时
C. 24 小时
D. 48 小时
E. 12 小时
3. 患者哮喘时，最佳体位是
A. 平卧位
B. 端坐位
C. 半卧位
D. 俯卧位
E. 头高脚低位
4. 护理重症哮喘患者哪项不正确
A. 取坐位或半卧位
B. 勿使勉强进食
C. 限制水、钠摄入
D. 给予低流量吸氧
E. 痰多黏稠者采用雾化吸入
5. 某哮喘发作患者，咳嗽、咳黏液痰，表明需要
A. 呼吸锻炼
B. 补充液体
C. 高蛋白饮食
D. 吸氧
E. 加强口腔护理
6. 与支气管哮喘发作有关的免疫球蛋白是
A. IgA

B. IgG
C. IgE
D. IgD
E. IgM
7. 急性哮喘发作出现呼吸困难属于
A. 劳力性呼吸困难
B. 吸气性呼吸困难
C. 呼气性呼吸困难
D. 混合性呼吸困难
E. 端坐呼吸
8. 重症哮喘发生原因不包括
A. 呼吸道感染未控制
B. 持续接触大量过敏原
C. 精神过度紧张
D. 突然停用糖皮质激素
E. 贫血
9. 哮喘患者居室环境可
A. 铺垫全毛地毯
B. 悬挂布制窗帘
C. 用于羽毛枕头
D. 放置鲜花
E. 饲养猫、狗等宠物
10. 血液中嗜酸性粒细胞增多见于
A. 肺结核
B. 支气管哮喘
C. 肺癌
D. 慢性支气管肺炎
E. 呼吸道病毒感染
11. 下列不属于哮喘特点的是
A. 慢性、阵发性、季节性发作史
B. 呼气性呼吸困难
C. 肺部听诊哮鸣音
D. 胸闷
E. 咳粉红色泡沫样痰
12. 哮喘护理下列哪项不正确
A. 痰液黏稠时多饮水，每日进液量至少 1500 mL
B. 呼吸困难时遵医嘱给患者低流量鼻导管持续吸氧
C. 室内不摆花草
D. 不使用羽毛制品，不饲养宠物

E. 卧床休息，可吃营养丰富的食物，如牛奶、鱼虾

13. 下列属于外源性哮喘特点的是

A. 成年人发病多见

B. 常于运动后发作

C. 无明确过敏原

D. IgE 多数增高

E. 嗜酸性粒细胞正常

14. 治疗哮喘的药物中，主要以抑制气道变应性炎症，降低气道高反应性的是

A. 氨茶碱

B. 地塞米松

C. 色苷酸钠

D. 氯苯那敏

E. 沙丁胺醇

15. 提示有严重呼吸困难的重症哮喘患者病情严重的体征是

A. 颈静脉怒张

B. 叩诊过清音

C. 发绀

D. 听诊哮鸣音减弱或消失

E. 奇脉

16. 哮喘长期反复发作，最常见的并发症是

A. 上呼吸道感染

B. 肺结核

C. 阻塞性肺气肿

D. 肺不张

E. 自发性气胸

17. 哮喘急性发作的常见诱因不包括

A. 剧烈运动

B. 精神压力、情绪激动

C. 呼吸道细菌、病毒感染

D. 左心衰竭

E. 吸入花粉

【A2 型题】

18. 患者，女，50 岁，哮喘，在应用氨茶碱治疗中不正确的是

A. 缓慢静脉推注

B. 快速静脉推注

C. 稀释后缓慢静脉滴注

D. 与沙丁胺醇合用

E. 血药浓度监测

19. 患者，女，65 岁。患有哮喘 25 年，昨天凌晨因误吸花粉再次发作，气急明显，口唇

发绀鼻翼煽动，不能平卧，经口服氨茶碱、支气管扩张剂仍不能控制，下午来医院急诊。预防此类哮喘最有效的药为

A. 沙丁胺醇

B. 氨茶碱

C. 异丙基阿托品

D. 泼尼松

E. 色甘酸钠

20. 快速静注某药后，哮喘患者出现了头晕、心悸、心律失常、血压剧降。此药物可能

A. 沙丁胺醇

B. 氨茶碱

C. 异丙基阿托品

D. 地塞米松

E. 色苷酸钠

21. 患者，女，58 岁，呼气性呼吸困难伴哮鸣音，不能平卧，此种呼吸可见于什么疾病

A. 肺炎

B. 支气管扩张症

C. 支气管哮喘

D. 代谢性酸中毒

E. 喉头水肿

22. 患者，男，60 岁，突然出现发作性呼气性呼吸困难，怀疑哮喘，去医院就诊时已经缓解，有助于诊断的血象变化是

A. 白细胞计数增高

B. 单核细胞增高

C. 淋巴细胞增高

D. 嗜酸性粒细胞增高

E. 嗜碱性粒细胞增高

【A3/A4 型题】

（23 ~ 25 题共用题干）

患者，女，22 岁，自述气候变化而出现咳嗽、咳痰、胸闷、呼气性呼吸困难，烦躁不安伴哮鸣音，发热明显，视诊桶状胸，诊断为支气管哮喘。

23. 护士对患者的饮食护理中不恰当的是

A. 摄入高维生素流食

B. 摄入富含营养的流质饮食

C. 鼓励患者多进食

D. 忌食易过敏食物，如鱼、虾等

E. 少油腻，多饮水

24. 如果对患者进行预防性治疗常选用

A. 泼尼松

B. 茶碱类

C. 色苷酸钠
D. 克仑特罗
E. 二丙酸倍氯米松气雾剂
25. 护士应了解患者目前最主要的护理问题为
A. 低效性呼吸型态
B. 有体液不足的危险
C. 恐惧
D. 有窒息的危险
E. 活动无耐力

二、名词解释

1. 寂静胸
2. 运动性哮喘
3. 哮喘持续状态

三、简答题

定量雾化吸入器的使用方法是什么？

参考答案

一、选择题

1. C　2. C　3. B　4. C　5. B　6. C　7. C　8. E　9. B　10. B　11. E　12. E　13. D
14. B　15. D　16. C　17. D　18. B　19. E　20. B　21. C　22. D　23. C　24. C　25. A

二、名词解释

1. 寂静胸：在非常严重哮喘发作时，哮鸣音可不出现。
2. 运动性哮喘：有些青少年可在运动时发现胸闷、咳嗽和呼吸困难。
3. 哮喘持续状态：常规治疗无效的严重哮喘发作，持续时间一般在 24 h 以上。

三、简答题

答：打开盖子，摇匀药液；患者先数次深呼吸，再在深呼吸至不能再呼时张口，将 MDI 喷嘴置于口中，双唇包住咬口，以慢而深的方式经口吸气，吸气开始的同时以手指按压喷药，吸气末屏气 10 s，使较小的雾粒沉降在气道远端，然后缓慢呼气，两喷之间休息 3 min 后再重复。

第八节　慢性支气管炎和慢性阻塞性肺疾病患者的护理

一、选择题

【A1 型题】

1. 符合慢性阻塞性肺气肿的体征是
A. 叩诊呈鼓音
B. 单侧语颤减弱
C. 单侧呼吸运动减弱
D. 气管偏移
E. 呼气时间延长
2. 下列最适用于慢性阻塞性肺气肿患者缓解期的措施是
A. 口服抗生素预防感染
B. 应用止咳药
C. 间断吸氧
D. 增强体质和进行缩唇腹式呼吸
E. 使用支气管扩张剂
3. 慢支起病、加重和复发的基本原因是
A. 呼吸道感染
B. 大气污染
C. 吸烟
D. 自主神经功能失调
E. 气候变化
4. 慢支最常见的并发症是
A. 急性肺部感染
B. 呼吸衰竭
C. 阻塞性肺气肿
D. 自发性气胸
E. 肺源性心脏病
5. 慢支最突出的表现是
A. 喘息
B. 发热，胸痛
C. 长期反复咳嗽
D. 反复感染
E. 少量咯血
6. 下列哪项不属于肺气肿的体征
A. 过清音

B. 桶状胸
C. 呼吸音减弱，吸气延长
D. 呼吸运动减弱
E. 语颤减弱
7. 慢性支气管炎最重要的危险因素为
A. 空气污染
B. 肺血管病变
C. 胸廓运动障碍性疾病
D. 职业粉尘
E. 吸烟
8. 阻塞性肺气肿患者强调低流量吸氧的主要原因是
A. 氧流量高低效果一样
B. 高流量氧对肺实质有毒性作用
C. 高流量氧抑制黏膜细胞纤毛运动
D. 高流量氧抑制呼吸，使通气不足加剧
E. 高流量氧引起支气管痉挛
9. 阻塞性肺气肿患者可给予的吸氧流量为
A. 空气污染
B. 高流量吸氧
C. 吸入纯氧
D. 持续低流量吸氧
E. 间歇低流量吸氧
10. 对改善早期肺气肿症状具有重要意义的措施是
A. 预防呼吸道感染
B. 戒烟
C. 去除外界刺激因素
D. 呼吸功能锻炼
E. 体位引流
11. 慢支并发肺气肿时，其主要症状是
A. 吸气性呼吸困难
B. 逐渐加重的呼气性呼吸困难
C. 喘息
D. 咳嗽
E. 咳痰
12. 形成慢性阻塞性肺气肿最常见的病因是
A. 慢性支气管炎
B. 支气管哮喘
C. 支气管肺炎
D. 肺结核

E. 肺间质纤维化
13. 单纯型和喘息型支气管炎的区别是
A. 慢性咳嗽
B. 慢性咳痰
C. 喘息
D. 感染时痰量增加
E. 早期无异常体征
14. 慢性支气管炎并发肺气肿时，除慢支症状外，主要症状为
A. 突发性呼吸困难
B. 夜间阵发性呼吸困难
C. 逐渐加重的呼吸困难，以活动后为重
D. 发绀
E. 心悸
15. 慢性阻塞性肺疾病患者给予持续低流量给氧的 PaO_2 值低于
A. 70 mmHg
B. 65 mmHg
C. 50 mmHg
D. 60 mmHg
E. 45 mmHg
16. 慢性阻塞性肺疾病者进行缩唇呼吸的目的是
A. 有利于痰液排出
B. 增加肺泡张力
C. 防止呼气时小气道过早闭合，以利肺泡气体排出
D. 借助腹肌进行呼吸
E. 间接增加肋间肌活动
17. 与慢性阻塞性肺气肿发生有密切关系的病因是
A. 吸烟
B. α_1 抗胰蛋白酶缺乏
C. 感染
D. 大气污染
E. 冷空气
18. 慢性阻塞性肺气肿最突出的表现是
A. 长期反复咳嗽
B. 反复咳脓性痰
C. 间歇少量咯血
D. 逐渐加重的呼吸困难
E. 活动后喘息
19. 以下训练腹式呼吸的方法，哪项不正确
A. 吸气时尽力挺腹，胸部不动

B. 呼气时腹部内陷，尽量将气呼出

C. 用口吸气，用鼻呼气，不可用力

D. 取立位，一手放于腹部，一手放于胸前

E. 吸气与呼气的比例为 1∶2 或 1∶3

20. 关于 COPD 的概念描述，不正确的是

A. 具有气流受阻特征的一类疾病

B. 中文是指慢性阻塞性肺疾病

C. 中文是指慢性阻塞性肺气肿

D. 包含气流受阻的慢性阻塞性肺气肿

E. 包含气流受阻的慢性支气管炎

21. 慢性支气管炎急性发作期治疗，下列各项中不恰当的是

A. 使用敏感抗生素

B. 应用祛痰止咳药物

C. 应用支气管扩张剂

D. 雾化吸入稀释痰液

E. 菌苗注射

22. 慢性支气管炎患者的下列表现中，不应使用抗生素的是

A. 偶尔咳少量黏液样痰

B. 发热

C. 喘息伴哮鸣音

D. 肺内大量湿啰音

E. 外周血白细胞 $20 \times 10^9/L$

【A2 型题】

23. 患者，男，65 岁，因发热、头痛、恶心，呕吐 3 天来院收住，查体：T39.8℃，左下肺可闻及散在湿啰音，WBC$13 \times 10^9/L$。入院诊断：急性支气管炎。下列哪项可作为该患者的护理问题。

A. 头痛难忍

B. 白细胞增高

C. 恶心、呕吐不适 3 天

D. 听诊肺部湿啰音

E. 体温过高

24. 患者，男，65 岁，有慢性阻塞性肺疾病病史，因近日咳嗽、咳痰、气急明显，又出现神志不清，发绀，血气分析 pH7.3，$PaO_2$40 mmHg，$PaCO_2$70 mmHg，应给予

A. 高浓度、高流量持续吸氧

B. 高浓度、高流量间断吸氧

C. 低浓度、低流量间断吸氧

D. 低浓度、低流量持续吸氧

E. 酒精湿化吸氧

25. 患者，女，65 岁，有慢性阻塞性肺疾病病史 20 年。近日受凉后咳嗽加重，咳大量脓

性痰，不易咳出。护理体检：T37.5℃，气促，听诊可闻及痰鸣音，伴喘息。此患者最主要的护理诊断是

A. 清理呼吸道无效

B. 气体交换受损

C. 体温过高

D. 低效性呼吸型态

E. 活动无耐力

26. 患者，男，64 岁，慢性阻塞性肺气肿缓解期。此时护士为其选择改善肺功能的最佳方法是

A. 有效咳嗽

B. 胸部理疗

C. 雾化吸入

D. 缩唇腹式呼吸

E. 氧疗

【A3/A4 型题】

（27 ~28 题共用题干）

患者，女，72 岁，以慢性支气管炎、阻塞性肺气肿收入院。

27. 护士采动脉血作血气分析操作错误的是

A. 选择合适动脉

B. 抽动脉血 2 mL

C. 将血注入干燥试管，用软木塞紧试管口

D. 立即送检

E. 可放入冰箱内保存 1 小时

28. 此时使用鼻塞吸氧，具体方法为

A. 1 ~2 L/min，持续吸氧

B. 1 ~2 L/min，间断吸氧

C. 3 ~4 L/min 持续吸氧

D. 3 ~4 L/min，间断吸氧

E. 5 ~6 L/min，乙醇湿化

二、名词解释

缩唇呼吸

三、简答题

1. COPD 长期家庭氧疗的指征？

2. 慢性支气管炎的分型和临床分期？

四、病例分析

患者，男，70 岁，咳嗽、咳痰、喘息 30 余年，活动后气促 10 余年，下肢水肿 1 周，30 年

来每年冬季咳嗽、咳痰、喘息，持续3~4个月，经抗感染及平喘治疗症状有所缓解。近10余年来于症状加重时出现活动后心悸、气促。发病以来食欲差，有时夜间发作呼吸困难，坐起后可有所减轻，体重无明显变化。既往体健，吸烟40年，每日20支。查体：T：37.5℃，P：110次/分，R：26次/分，BP：135/70 mmHg，神志清，浅表淋巴结不大，巩膜无黄染，桶状胸，双肺叩诊过清音，双肺呼吸音弱，呼气延长，双肺散在哮鸣音，肺底部可闻及少许湿性啰音，肝脾肋下未及，辅助检查：WBC 5×10^9/L，N 92%。初诊：慢性阻塞性肺疾病。

问题：1. 请列出5个主要的护理诊断。

2. 请标出首优的护理诊断。

3. 请根据患者的情况制定个体化的护理措施。

参考答案

一、选择题

1. E　2. D　3. A　4. C　5. C　6. C　7. E　8. D　9. D　10. D　11. B　12. A　13. C　14. C　15. C　16. C　17. A　18. D　19. C　20. C　21. E　22. A　23. E　24. D　25. A　26. D　27. C　28. A

二、名词解释

缩唇呼吸：患者闭嘴经鼻吸气，后通过缩唇缓慢呼气。吸气与呼气比为1∶2或1∶3，使气体能完全呼出。

三、简答题

1. 答：COPD长期家庭氧疗的指征：$PaO_2<55$ mmHg或$SaO_2\leq88\%$，有或无高碳酸血症。PaO_2 55~60 mmHg或$SaO_2<89\%$，并有肺动脉高压、心衰所致的水肿或红细胞增多症。

2. 答：慢性支气管炎的分型：分为单纯型和喘息型。单纯型，慢性咳嗽、咳痰、肺部湿啰音。喘息型除上述症状外，还有喘息，以湿啰音为主。

临床分期：急性发作期；慢性迁延期；临床缓解期。

四、病例分析

答：1. 护理诊断

(1) 清理呼吸道无效 与痰液多而黏稠、年老体弱无力咳嗽等有关。

(2) 气体交换受阻 与慢性阻塞性肺疾病继发感染有关。

(3) 活动无耐力 与低氧血症、营养不良等有关。

(4) 潜在并发症自发性气胸、呼吸衰竭。

(5) 营养失调：低于机体需要量 与食欲减退、摄入少、呼吸困难、腹胀、痰多有关。

2. 首优的护理诊断

清理呼吸道无效 与痰液多而黏稠、年老体弱无力咳嗽等有关。

3. 护理措施

(1)一般护理。休息与活动：严重者高枕、半卧位、或端坐位，前倾辅助呼吸肌参与呼吸。活动量以不感到疲劳、不加重症状为宜。适当温度，冬保暖，避免直吸冷空气。

(2)病情观察。咳嗽咳痰呼吸困难程度，监测动脉血气分析及电解质。

(3)用药护理。抗生素、扩张支气管和祛痰药，观察疗效及不良反应。

(4)呼吸功能锻炼。缩唇－腹式呼吸、吸气阻力器等锻炼，以改善呼吸功能。

(5)告患者戒烟。告知患者及家属吸烟是引起慢支和加速慢支进展的重要因素。戒烟对慢性支气管炎的帮助，制订戒烟计划。

(6)指导有效排痰。

第九节　慢性肺源性心脏病患者的护理

一、选择题

【A1 型题】

1. 慢性肺心病的症状加重主要由于
A. 呼吸道感染
B. 过度劳累
C. 摄入钠盐过多
D. 心律失常
E. 停用洋地黄类制剂

2. 有关慢性肺源性心脏病护理不妥的是
A. 改善肺泡通气
B. 持续低流量吸氧
C. 有水肿者限制水，盐摄入
D. 改善营养状况
E. 烦躁不安使用镇静剂

3. 诊断肺源性心脏病的主要依据是
A. 肺动脉高压及右心室肥厚
B. 肺性脑病
C. 右心室扩大
D. 长期慢性支气管炎及肺部疾患史
E. 心电图见“肺型 P 波”

4. 慢性肺源性心脏病发生的关键环节是
A. 肺动脉高压
B. 左心室肥厚
C. 右心室扩大
D. 体循环淤血
E. 心功能不全

5. 关于慢性肺心病的护理措施，下列哪项不正确

A. 禁用麻醉剂

B. 慎用镇静剂

C. 给予每分钟 4 ~6 L 氧气吸入

D. 肺心功能失代偿期应卧床休息

E. 高热量、高蛋白、高维生素饮食

6. 慢性肺源性心脏病长期氧疗，每日持续吸氧时间应超过

A. 7 小时

B. 9 小时

C. 19 小时

D. 12 小时

E. 15 小时

7. 慢性肺源性心脏病发病最主要病因是

A. 吸烟

B. 吸入寒冷空气

C. 反复呼吸道感染

D. 慢性支气管炎

E. 支气管扩张

8. 慢性肺心病呼吸衰竭时应给予

A. 高流量持续吸氧

B. 高流量间歇吸氧

C. 低流量间歇吸氧

D. 低流量持续吸氧

E. 吸入纯氧

9. 最易造成慢性肺源性心脏病急性发作的因素是

A. 吸烟

B. 寒冷空气刺激

C. 急性呼吸道感染

D. 慢性呼吸道感染

E. 慢性支气管炎

10. 慢性肺心病发病机制是

A. 右心前负荷加重

B. 右心后负荷加重

C. 左心前负荷加重

D. 左心后负荷加重

E. 左心前、后负荷加重

11. 慢性阻塞性肺疾病合并慢性肺心病，最常见的死亡原因是

A. 心律失常

B. 休克

C. 消化道出血
D. 肺性脑病
E. 电解质紊乱
12. 治疗肺心病心力衰竭的首要措施是
A. 卧床休息、低盐饮食
B. 使用小剂量强心剂
C. 使用小剂量作用缓和的利尿药
D. 应用血管扩张剂减轻心脏负荷
E. 积极控制感染和改善呼吸功能

【A2 型题】

13. 患者，女，70 岁，因肺心病收住院治疗。护士收集资料时了解到：患者口唇发绀，呼吸困难，纳差，口腔溃疡，焦虑。应首先执行的护理措施是
A. 与其交谈，解除焦虑
B. 调节食谱，促进食欲
C. 通知家属来医院探望
D. 行口腔护理促进溃疡愈合
E. 吸氧、缓解缺氧
14. 某肺源性心脏病心患者，血气分析：$PaO_2$50 mmHg，$PaCO_2$80 mmHg 应给予哪种氧疗法
A. 持续低流量、低浓度给氧
B. 持续高流量、高浓度给氧
C. 间歇低流量、低浓度给氧
D. 间歇高流量、高浓度给氧
E. 间歇高流量、乙醇湿化给氧
15. 某慢性肺心病患者，喘憋明显，略有烦躁。在治疗过程中应慎用镇静剂，以避免
A. 洋地黄中毒
B. 双重感染
C. 脱水、低血钾
D. 诱发肺性脑病
E. 加重心力衰竭
16. 患者，男，75 岁，慢性咳嗽，咳痰 20 年，近 2 年来劳动时出现气短，偶有踝部水肿，门诊以“慢支合并慢性阻塞性肺气肿”收入院。该患者病情反复发作且出现 P2 亢进，则提示该患者有
A. 右心衰竭
B. 左心衰竭
C. 肺动脉高压
D. 周围循环衰竭
E. 主动脉压升高
17. 患者，女，66 岁，因肺心病急诊入院。急诊室给予静脉输入抗生素、吸氧，现准备用

平车送入病区，护送途中下列哪项是错误的

A. 护送中注意保暖

B. 安置合适卧位

C. 注意安全

D. 注意观察病情

E. 暂停输液、吸氧

18. 患者，女，20 岁。慢性肺源性心脏病患者。动脉血气分析：$PaO_2$40 mmHg，$PaCO_2$ 70 mmHg，应使用的氧疗方法是

A. 持续给氧，1 ~ 2 L/min

B. 持续给氧，6 ~ 8 L/min

C. 间歇给氧，1 ~ 2 L/min

D. 间歇给氧，6 ~ 8 L/min

E. 间歇乙醇湿化给氧，1 ~ 2 L/min

19. 患者，男，46 岁，咳嗽、咳痰多年，近来呼吸困难加重并伴双下肢水肿，心电图示右心室肥大，应考虑为

A. 风湿性心瓣膜病

B. 冠心病

C. 慢性肺源性心脏病

D. 慢性支气管炎

E. 阻塞性肺气肿

20. 患者，女，75 岁，COPD 15 年，肺心病 5 年，体质虚弱，近日来因上感，大量脓痰不易咳出，神志恍惚，昏睡。护士为其清理呼吸道最适宜的护理措施是

A. 指导有效咳嗽

B. 胸部叩击

C. 湿化气道

D. 体位引流

E. 机械吸痰

21. 患者，男，76 岁。患慢性肺心病，近几天神志恍惚，白天嗜睡，夜间兴奋，今晨出现谵妄，肌肉抽搐，昏迷，抢救无效死亡。死亡的主要原因是

A. 呼吸衰竭

B. 心力衰竭

C. 肺性脑病

D. 呼吸性酸中毒

E. 上消化道出血

【A3/A4 型题】

(22 ~ 24 题共用题干)

患者，女，55 岁，患 COPD 18 年。近 4 天因急性上感病情加重，T：36.8℃，神志恍惚、昼睡夜醒，气促、不能平卧、痰色黄、黏稠、不易咳出。血气分析示 PaO_2 60 mmHg，$PaCO_2$ 70 mmHg。

22. 考虑此患者发生了
A. 心力衰竭
B. 电解质紊乱
C. 脑疝先兆
D. 肺性脑病
E. 自发性气胸
23. 护理诊断不包括下列哪项
A. 气体交换受损
B. 活动无耐力
C. 体温过高
D. 清理呼吸道无效
E. 体液过多
24. 氧疗时的给氧浓度和氧流量应为
A. 29%，2 L/min
B. 35%，3 L/min
C. 31%，4 L/min
D. 41%，5 L/min
E. 45%，6 L/min
(25～27 题共用题干)
患者，女，65 岁，咳嗽 25 年，近日咳大量白痰，气促，下肢水肿。
25. 首先应考虑何病
A. 支气管扩张症
B. 慢性阻塞性肺疾病
C. 支气管哮喘
D. 慢性肺脓肿
E. 肺癌感染
26. 下肢水肿应考虑何故
A. 肺心病右心衰竭
B. 低蛋白血症
C. 摄盐过多
D. 下肢静脉血栓
E. 合并肾炎
27. 本病最主要的治疗原则是
A. 扩张支气管
B. 低浓度吸氧
C. 消除肺部感染
D. 治疗心力衰竭
E. 祛痰药
(28～29 题共用题干)

患者，女，70 岁，慢性咳嗽，咳痰 15 年，近 3 年来劳动时出现气短，偶有踝部水肿，门诊以“慢性肺心病”收入院。

28. 对上述患者进行哪项检查有助于确诊

A. 心电图

B. 肺功能检查

C. 痰液检查

D. 血气分析

E. 脑脊液检查

29. 体检时胸部阳性体征可表现为

A. 扁平胸

B. 语颤减弱

C. 语颤增强

D. 心浊音界扩大

E. 呼气期缩短

二、名词解释

肺心病

三、简答题

1. 肺心病代偿期的表现有哪些?

2. 慢性肺心病急性加重期的治疗原则是什么?

参考答案

一、选择题

1. A 2. E 3. A 4. A 5. C 6. E 7. D 8. D 9. C 10. B 11. D 12. E 13. E 14. A 15. D 16. C 17. E 18. A 19. C 20. E 21. C 22. D 23. D 24. A 25. B 26. A 27. C 28. A 29. D

二、名词解释

肺心病：指支气管肺组织、胸廓或肺血管的慢性疾病致肺血管阻力增加，肺动脉压力增高，继而右心室结构和(或)功能改变的心脏病。

三、简答题

1. 答：(1)症状：主要是原有肺部疾病的表现：咳嗽、咳痰、气促、呼吸困难、乏力和活动耐力下降。急性感染可使上述症状加重。

(2)体征：可有不同程度的发绀和肺气肿表现，包括桶状胸、肺部叩诊呈过清音、肝浊音界下降、心浊音界缩小，甚至消失。听诊呼吸音低，可有干、湿啰音，心音遥远，有时只能在剑突下处听到。肺动脉瓣区第二音亢进，可闻及收缩期杂音。上腹部剑突下有明显心脏搏动，是病变累及心脏的主要表现。部分患者因肺气肿使胸内压增高，阻碍静脉回流，出现颈静脉充盈。

2. 答：慢性肺心病急性加重期的治疗原则：积极控制感染，保持呼吸道通畅，改善呼吸功能，纠正缺氧和二氧化碳潴留，控制呼衰和心衰，积极处理并发症。

第十节　原发性支气管肺癌患者的护理

一、选择题

【A1 型题】

1. 与肺癌发病关系最密切的因素是
A. 职业性致病因素
B. 长期吸烟
C. 免疫缺陷
D. 慢性肺部疾病
E. 遗传因素

2. 肺癌最常见的早期症状是
A. 刺激性呛咳
B. 胸闷、气急
C. 胸痛
D. 血痰
E. 发热

3. 为早期发现肺癌，最常用的检查是
A. X 线检查
B. 纤维支气管镜检查
C. 痰脱落细胞学检查
D. 淋巴结活检
E. 癌胚抗原检查

4. 临床上最常见的肺癌是
A. 鳞癌
B. 小细胞未分化癌
C. 大细胞未分化癌
D. 腺癌
E. 细支气管肺泡癌

5. 肺癌恶性程度最高的类型
A. 鳞状上皮细胞癌
B. 小细胞未分化癌

C. 大细胞未分化癌

D. 腺癌

E. 细支气管肺泡癌

6. 肺癌女性多见的类型

A. 鳞状上皮细胞癌

B. 小细胞未分化癌

C. 大细胞未分化癌

D. 腺癌

E. 细支气管肺泡癌

7. 支气管肺癌压迫颈交感神经不引起哪些表现

A. 声音嘶哑

B. 患侧额部少汗

C. 患侧眼睑下垂

D. 瞳孔缩小

E. 眼球内陷

8. 肺癌患者在放疗期间，护理照射部位皮肤不正确的是

A. 避免用肥皂清洗

B. 保持干燥

C. 避免阳光直射

D. 避免吹冷风

E. 热敷

【A2 型题】

9. 患者，男，原有肺癌病史，先怀疑肿瘤转移至胸膜，其胸水外观应为

A. 透明

B. 绿色

C. 微浑

D. 黄色

E. 血性

10. 患者，女，60 岁，平素身体健康吸烟史 20 年，平均 20 支/天以上，突然咯血 30 mL 后无其他不适，护理体检未发现异常，为排除肺癌住院，为明确诊断一般简单有效的方法是

A. 血沉

B. 血甲胎蛋白测定

C. 痰脱落细胞检查

D. 颈淋巴结

E. 纤维支气管镜检查

11. 某肺癌患者接受化疗，护士静脉推注阿霉素 20 mg + 生理盐水 20 mL 时，不慎将药液漏致血管外。以下哪项处理错误的是

A. 停止注射，拔出针头

B. 支托痛处

C. 普鲁卡因注入局部皮下

D. 局部热敷

E. 氢化可的松油膏外敷

12. 患者，女，55 岁，因肺癌接受大剂量化学治疗。该患者存在

A. 感染：与化疗有关

B. 有感染的危险：与化疗有关

C. 有感染的可能：与化疗有关

D. 潜在并发症：感染

E. 体温过高：与感染有关

【A3/A4 型题】

（13～14 共用题干）

患者，女，68 岁，肺癌术后，基本恢复良好，心、肺、肝、肾功能正常，WBC 8×10^9/L。为巩固疗效开始化疗。

13. 化疗时对进食的护理措施是

A. 用药前 1 小时内避免进食

B. 用药后 1 小时内避免进食

C. 用药前后 2 小时内避免进食

D. 正在用药时避免进食

E. 不限制饮食

14. 化疗过程中，检测白细胞总数降至多少，应做好保护性隔离

A. 3×10^9/L

B. 2.5×10^9/L

C. 2×10^9/L

D. 1.5×10^9/L

E. 1×10^9/L

二、名词解释

霍纳综合征

三、简答题

肺癌的药物止痛原则是什么？

参考答案

一、选择题

1. B　2. A　3. C　4. A　5. B　6. D　7. A　8. E　9. E　10. C　11. D　12. D　13. C　14. E

二、名词解释

霍纳综合征：位于肺尖部的肺癌，称为肺上沟癌。压迫颈交感神经后可引起病侧眼睑下垂，瞳孔缩小，眼球内陷，同侧额部与胸壁无汗或少汗。

三、简答题

1.答：肺癌的药物止痛原则：首先予非甾体类抗炎药；第二阶梯予弱阿片类镇痛药，如可待因；第三阶梯予强阿片类镇痛药，如吗啡。尽可能口服给药，减少产生依赖性，防不良反应。

第十一节　胸膜疾病患者的护理

一、选择题

【A1 型题】

1.胸腔积液患者胸水比重 1.017，蛋白定量 25 g/L，LDH 200 IU/L，细胞数 100×10^6/L，细菌（－），首先考虑是哪一种积液

A.漏出液

B.渗出液

C.癌性积液

D.乳糜性积液

E.血性积液

2.对胸腔积液的患者，若作胸腔穿刺发现脓液并有臭味，应对脓液首先作下列哪项检查以确定病因

A.涂片找癌细胞

B.结核菌培养

C.化脓菌培养

D.厌氧菌培养

E.真菌涂片及培养

3.胸腔抽液每次的量为

A.0.3 L 以下

B.0.3～0.5 L

C.0.5 L 以上

D.0.5～1.0 L

E.1.0 L 以上

4.对胸腔积液患者，胸穿抽出有臭味混浊液体，此时应对胸液作何检查以明了病因

A.需氧菌和真菌培养

B. 涂片革兰染色和抗酸染色检菌

C. 找寄生虫卵

D. 查瘤细胞

E. 厌氧菌培养

5. 慢性支气管炎、肺气肿患者，今晨突感左上胸刺痛，逐渐出现呼吸困难，不能平卧，左肺呼吸音明显减弱，心率120次/分，节律偶有不齐。应考虑出现了哪种情况？

A. 心绞痛

B. 肺栓塞

C. 胸膜炎

D. 自发性气胸

E. 急性左心衰竭

6. 某慢性阻塞性肺气肿患者，剧烈咳嗽后突然出现右侧剧烈胸痛、呼吸困难加重，右胸叩诊鼓音。应考虑的并发症为

A. 慢性肺心病

B. 肺炎

C. 自发性气胸

D. 肺不张

E. 胸膜炎

7. 某重症哮喘患者突然出现胸痛、极度呼吸困难、发绀、大汗、四肢厥冷。左侧肺部哮鸣音消失。考虑并发

A. 休克

B. 呼吸衰竭

C. 心力衰竭

D. 自发性气胸

E. 肺不张

8. 下列哪种情况下气胸危害最大

A. 人工气胸

B. 闭合气胸

C. 开放性气胸

D. 张力性气胸

E. 以上都是

9. 下列关于气胸的描述不正确的是

A. 气胸是指空气进入胸膜腔，形成胸膜腔积气和肺萎缩

B. 开放性气胸较张力性气胸危害大些

C. 人工气胸是人工方法将空气注入胸膜腔而造成的气胸，是一种治疗或诊断目的的方法

D. 自发性气胸在临床上最为常见

E. 特发性气胸常发生在健康的青壮年

参考答案

一、选择题

1. A　2. D　3. E　4. E　5. D　6. C　7. D　8. D　9. B

第十二节　呼吸衰竭和急性呼吸窘迫综合征患者的护理

一、选择题

【A1 型题】

1. 缺氧的典型表现是
A. 呼吸困难
B. 发绀
C. 意识障碍
D. 肺功能下降
E. 球结膜水肿
2. 慢性呼衰患者最早、最突出的表现是
A. 发绀
B. 呼吸困难
C. 心率加快
D. 血压下降
E. 肝、肾功能损害
3. 机体动脉血氧分压低于多少是用氧的指标
A. 60 mmHg
B. 60 mPa
C. 60 kPa
D. 6.0 kPa
E. 0.6 kPa
4. 肺性脑病早期的精神症为
A. 注意力不集中
B. 神志恍惚
C. 昼睡夜醒
D. 昏睡
E. 肌群抽搐
5. 下列属于Ⅰ型呼衰的是

A. $PaO_2 > 60$ mmHg，$PaCO_2 > 50$ mmHg
B. $PaO_2 > 60$ mmHg，$PaCO_2 < 50$ mmHg
C. $PaO_2 < 60$ mmHg，$PaCO_2 < 50$ mmHg
D. $PaO_2 < 60$ mmHg，$PaCO_2 > 50$ mmHg
E. $PaO_2 = 60$ mmHg，$PaCO_2 = 50$ mmHg
6. 确定给氧浓度的可靠指标为
A. 呼吸困难的程度
B. 发绀的程度
C. 神志状态
D. 病情及血气分析
E. 肺功能检查结果
7. 慢性呼衰最常见的病因是
A. 慢性阻塞性肺疾病
B. 大量胸腔积液
C. 严重胸廓畸形
D. 严重肺结核
E. 重症肌无力
8. 慢性呼衰的主要诱因是
A. 劳累过度
B. 长期吸烟
C. 呼吸道感染
D. 心力衰竭
E. 营养不良
9. Ⅱ型呼衰不可能出现
A. 神志恍惚
B. 血压升高
C. 球结膜充血水肿
D. 发绀
E. 皮肤干燥
10. 下列符合Ⅱ型呼衰的是
A. PaO_2：70 mmHg，$PaCO_2$：35 mmHg
B. PaO_2：65 mmHg，$PaCO_2$：45 mmHg
C. PaO_2：60 mmHg，$PaCO_2$：50 mmHg
D. PaO_2：55 mmHg，$PaCO_2$：55 mmHg
E. PaO_2：50 mmHg，$PaCO_2$：40 mmHg
11. 常用的中枢兴奋药为
A. 哌替啶
B. 尼可刹米
C. 苯巴比妥

D. 地塞米松

E. 毛花苷 C

12. 慢性呼衰的治疗主要在于

A. 治疗原发病

B. 祛除诱因

C. 支持疗法

D. 纠正缺氧和二氧化碳潴留

E. 纠正酸碱平衡失调

13. 慢性Ⅱ型呼衰给予持续低流量的吸氧其重要的目的是

A. 主要通过依靠缺氧刺激外周化学感受器，反射性的维持呼吸

B. 主要通过依靠缺氧刺激外周压力感受器，反射性的维持呼吸

C. 低流量给氧可增加呼吸中枢对二氧化碳的敏感性

D. 低流量给氧可减轻对呼吸道黏膜的刺激

E. 高浓度给氧会使呼吸中枢过度兴奋

14. 用于兴奋呼吸中枢的药物是

A. 肾上腺素

B. 利多卡因

C. 阿托品

D. 碳酸氢钠

E. 洛贝林

15. Ⅱ型呼衰患者，PaO_2低于下列哪项值时应考虑持续低流量给氧

A. 10.0 kPa

B. 6.7 kPa

C. 5.0 kPa

D. 8.7 kPa

E. 8.0 kPa

16. 纤支镜检查护理措施不正确的是

A. 检查前 4 小时开始禁食

B. 检查前半小时注射阿托品

C. 检查时取平卧位

D. 检查时观察面色、呼吸、脉搏

E. 检查后立即用朵贝尔液漱口

17. 抢救急性呼吸窘迫综合征(ARDS)患者的最重要措施是

A. 常规氧疗

B. 补充血容量

C. 应用利尿药

D. 应用糖皮质激素

E. 呼气末正压通气

【A2 型题】

18. 某慢性呼衰患者，进行氧疗中呼吸困难缓解、心率减慢、发绀减轻。表明

A. 缺氧不伴有二氧化碳潴留

B. 缺氧伴有二氧化碳潴留

C. 需加用呼吸兴奋剂

D. 需调整给氧浓度和流量

E. 氧疗有效，维持原治疗方案

19. 某慢性呼衰患者，应用辅助呼吸和呼吸兴奋剂过程中，出现恶心、呕吐、烦躁、面颊潮红、肌肉颤动等现象应考虑

A. 肺性脑病先兆

B. 通气量不足

C. 呼吸兴奋剂过量

D. 呼吸性碱中毒

E. 痰液阻塞

20. 患者，女，80 岁。患慢性肺源性心脏病，近几天神志恍惚，白天嗜睡，夜间兴奋，今晨出现谵妄，肌肉抽搐，昏迷，抢救无效死亡。死亡的主要原因是

A. 呼吸困难

B. 心力衰竭

C. 肺性脑病

D. 呼吸性酸中毒

E. 上消化道出血

21. 患者，女，72 岁，患慢支伴肺气肿 30 年，近日因患感冒诱发肺部感染，导致Ⅱ型呼衰，其护理诊断是

A. 呼吸道梗阻：与感染有关

B. 呼吸道阻塞：与痰液增多、黏稠有关

C. 呼吸衰竭：与气体交换受损有关

D. 呼吸衰竭：与呼吸道梗阻有关

E. 气体交换受损：与呼吸道阻塞有关

22. 患者，男，55 岁，疑为肺癌进行纤支镜检查。术后患者立即要求喝水，护士不同意，是为了防止

A. 呕吐

B. 喷嚏

C. 呃逆

D. 误吸

E. 咳嗽

23. 一休克患者，在抢救过程中出现呼吸困难、发绀，吸氧无效，PaO_2持续降低。诊断是休克肺，护理措施首先应采取

A. 呼气终末正压给氧

B. 持续吸纯氧

C. 快速输液
D. 给血管活性药物
E. 气管切开

二、名词解释

1. Ⅰ型呼衰
2. Ⅱ型呼衰

三、简答题

Ⅱ型呼衰氧疗的方法有何不同?

四、病例分析

患者,女,68 岁,间断咳嗽、咳痰 25 年,2 周前因感冒后咳嗽加重来诊。间断咳嗽、咳痰。曾因症状反复加重住院治疗,经抗感染治疗可好转。2 周前受凉后再次发热。发病以来呼吸困难,睡眠差,食欲可,二便正常,体重无明显变化。否认结核病、糖尿病、心脏病史,无烟酒嗜好。查体:T38.4℃,P120 次/分,R30 次/分,BP125/75 mmHg。巩膜无黄染,浅表淋巴结不大,咳嗽。口唇和指甲发绀。两肺哮鸣音。心率 110 次/分,心界不大,律齐,心脏各瓣膜区未闻及杂音。腹平软,肝脾肋下未触及,双下肢不肿。$PaCO_2$ 84 mmHg,PaO_2 55 mmHg。

初诊:Ⅱ型呼吸衰竭。

问题:1. 请列出 5 个主要的护理诊断。

2. 请标出首优的护理诊断。

3. 请根据患者的情况制定个体化的护理措施。

参考答案

一、选择题

1. B　2. B　3. A　4. C　5. C　6. D　7. A　8. C　9. E　10. D　11. B　12. D　13. A　14. E　15. E　16. E　17. E　18. E　19. C　20. C　21. E　22. D　23. A

二、名词解释

1. Ⅰ型呼衰:仅有缺氧,无 CO_2 潴留,血气分析特点:$PaO_2 < 60$ mmHg,$PaCO_2$ 正常,见于换气功能障碍。

2. Ⅱ型呼衰:既有缺氧,又有 CO_2 潴留,血气分析特点:$PaO_2 < 60$ mmHg,$PaCO_2 >$ 50 mmHg,见于肺泡通气不足。

三、简答题

答:I 型呼吸衰竭:应给予较高浓度(35% < 吸氧浓度 < 50%)或高浓度(≥50%)氧气吸

入 = 急性呼吸衰竭，通常要求氧疗后 PaO_2 维持在接近正常范围。Ⅱ型呼吸衰竭：给予低流量（1～2 L/min）、低浓度（<35%）持续吸氧 = 慢性呼吸衰竭，通常要求氧疗后 PaO_2 维持在 60 mmHg或 SaO_2 在 90% 以上。

四、病例分析

答：

1. 护理诊断

（1）低效性呼吸型态 与肺泡通气不足、通气与血流比例失调、肺泡弥散障碍有关。

（2）清理呼吸道无效 与呼吸道分泌物多而黏稠、咳嗽无力、意识障碍或人工气道有关。

（3）自理缺陷 与严重缺氧、呼吸困难有关。

（4）潜在并发症：水、电解质紊乱及酸碱失衡、上消化道出血、颅内出血。

（5）语言沟通障碍 与极度衰弱、建立人工气道有关。

2. 首优的护理诊断

低效性呼吸型态 与肺泡通气不足、通气与血流比例失调、肺泡弥散障碍有关。

3. 护理措施

（1）病情监测：意识、呼吸、心率、血压、痰。

（2）保持呼吸道通畅：饮水、口服或雾化吸入祛痰药可湿化痰液，使痰液便于咳出或吸出。

（3）指导并协助患者进行有效咳嗽、咳痰。每 1～2 h 翻身一次，并予拍背。病情严重、意识不清的患者予机械吸痰。

（4）氧疗护理：给予低流量（1～2 L/min）、低浓度（<35%）持续吸氧。

（5）用药护理：观察疗效及不良反应。

（6）心理护理：指导放松、分散注意力和引导式想象，以缓解紧张和焦虑。

（张娟）

第二章　循环系统疾病患者的护理

第一节　循环系统疾病患者常见症状体征的护理

一、选择题

【A1 型题】

1. 晕厥最常见的病因是
A. 休克
B. 直立性低血压
C. 低血糖
D. 心律失常
E. 急性心排血受阻

2. 心源性呼吸困难最严重的类型是
A. 劳力性呼吸困难
B. 夜间阵发性呼吸困难
C. 端坐呼吸
D. 心源性哮喘
E. 急性肺水肿

3. 出现夜间阵发性呼吸困难提示
A. 左心衰竭
B. Ⅰ型呼衰
C. Ⅱ型呼衰
D. 支气管哮喘
E. 胸腔积液

4. 以下哪项属于心源性呼吸困难的护理措施
A. 准确测量体温和血压
B. 夜间睡眠时保持半卧位
C. 准确测量尿量和体重
D. 加强心电监护

E. 饮食中限制蛋白质摄入量

5. 不符合心源性水肿的是

A. 水肿从颜面部开始

B. 水肿呈凹陷性

C. 体循环淤血导致水肿

D. 水肿部位易发生溃烂

E. 摄入钠盐过多可加重水肿

6. 护理心源性水肿患者不正确的方法是

A. 每日测量体重、腹围一次

B. 给予低钠高蛋白、产气少食物

C. 每日进液量控制在 500 mL 左右

D. 下肢水肿时应抬高下肢

E. 输液滴速一般不超过 20 ~ 30 滴/分钟

7. 心绞痛常发生于

A. 饥饿进食时

B. 休息睡眠时

C. 看电视读书时

D. 考试答卷时

E. 劳动、情绪激动时

8. 关于心悸正确的说法是

A. 心悸的严重程度与病情正相关

B. 心功能失代偿期心悸感较明显

C. 患者应取左侧卧位

D. 严重心律失常可引起猝死

E. 心悸一般均有危险

9. 区别心源性、肺源性呼吸困难主要观察

A. 是否有端坐呼吸

B. 是否有哮鸣音

C. 是否有发绀和杵状指

D. 是否有呼吸急促和发热

E. 是否易在夜间发生

10. 急性肺水肿患者特异性表现是

A. 呼吸困难

B. 发绀

C. 烦躁不安

D. 咳粉红色泡沫样痰

E. 谵妄

11. 心脏病患者出现心源性呼吸困难时，下列哪项护理措施不妥

A. 嘱患者卧床休息，以减轻心脏负担

B. 患者可取半坐卧位或端坐位以减轻呼吸困难
C. 根据病情给予氧气吸入
D. 密切观察病情变化
E. 静脉输液时输液速度一般为 60 ~ 80 滴/分
12. 心前区疼痛发作时，首要的护理措施是
A. 立即吸氧
B. 立即停止活动，安静坐位或平卧休息
C. 立即描记心电图
D. 立即建立静脉通路
E. 密切观察疼痛的部位和性质及缓解条件
13. 心脏病患者心前区疼痛的特点正确的是
A. 多无明显的诱发因素
B. 疼痛位于胸骨中上 1/3 处，向右肩部放射
C. 疼痛似钻顶样
D. 持续时间长，无法自行缓解
E. 舌下含服硝酸甘油，30 分钟后疼痛缓解
14. 护理心悸患者不正确的是
A. 减少体力劳动，尽量卧床休息
B. 心理抚慰
C. 不能用镇静剂
D. 心电监护
E. 调整饮食
15. 发生心悸最常见的原因是
A. 健康人在强体力活动时
B. 饮食不当
C. 青春期
D. 感染
E. 心律失常
16. 与心源性水肿患者相关的主要护理诊断是
A. 有皮肤完整性受损的危险
B. 组织灌注量改变
C. 活动无耐力
D. 潜在并发症：心力衰竭
E. 营养失衡
17. 下列关于心源性水肿患者的护理措施正确的是
A. 宜进食清淡，易消化的低蛋白饮食
B. 钠盐摄入量一般在 6 ~ 8 g/d
C. 保持皮肤清洁干燥，防止破溃
D. 每日入液量 500 mL 左右

E. 伴胸水或腹水的患者宜去枕平卧位

【A2 型题】

18. 夜间值班时发现一男性患者突然发生喘息，以下表现哪项最有助于考虑为心源性呼吸困难，而不是支气管哮喘等呼吸困难。

A. 体温 38.3℃

B. 咳出粉红色泡沫痰

C. 闻及哮鸣音

D. 心率加速，呼吸增快

E. 两肺底闻及湿性啰音

【A3/A4 型题】

（19～21 题共用题干）

患者男，52 岁，因“先天性心脏病、房颤、左侧肢体偏瘫”收住院。

19. 该患者常见脉搏为

A. 奇脉

B. 速脉

C. 缓脉

D. 细脉

E. 水冲脉

20. 此脉搏属于

A. 频率异常

B. 波形异常

C. 节律异常

D. 强弱异常

E. 动脉壁弹性异常

21. 护士为其测量心率、脉率的正确方法是

A. 先测心率，再测右侧脉率

B. 先测左侧脉率，再测心率

C. 一人同时测心率和脉率，共测一分钟

D. 一人听心率，一人测右侧脉率，同时测一分钟

E. 一人听心率，一人测左侧脉率，同时测一分钟

二、名词解释

1. 心源性呼吸困难

2. 心源性水肿

三、简答题

1. 心源性呼吸困难的护理措施有哪些？

2. 心源性水肿的护理措施有哪些？

3. 简述心源性呼吸困难常有的表现形式。

参考答案

一、选择题

1. D　2. E　3. A　4. B　5. A　6. C　7. E　8. D　9. D　10. D　11. E　12. B　13. D　14. C　15. E　16. A　17. C　18. E　19. D　20. C　21. D

二、名词解释

1. 心源性呼吸困难：指由于各种心脏病发生左心和(或)右心功能不全时，使患者自觉空气不足，呼吸困难，出现发绀，端坐呼吸，并可有呼吸频率、深度与节律的异常。

2. 心源性水肿：指由于心功能不全引起体循环静脉淤血，使机体组织间隙有过多的液体积聚。

三、问答题

1. 答：心源性呼吸困难的护理措施为：①调整体位：宜采取半卧位或坐位，尤对已有心功能不全的呼吸困难患者，夜间睡眠应保持半卧位，以改善呼吸活动和减少回心血量。一旦发生急性左心衰竭，患者极度呼吸困难，应迅速给予两腿下垂坐位及其他必要措施。注意患者体位的舒适和安全，可用枕或软垫支托臂、肩、骶、膝部，以避免受压或滑坡。还可使用床上小桌，让患者伏桌休息以保持半卧位。②稳定情绪：病室保持安静、整洁，为患者创造一个舒适的环境。经常和患者接触，了解患者的心理动态，予以安慰和疏导。患者表现出对疾病的困惑，应及时解释，以稳定患者情绪，降低交感神经兴奋性，使心率减慢、心肌耗氧量减少而减轻呼吸困难。③休息：对劳力性呼吸困难患者，应减轻体力劳动，使心肌耗氧量减少，呼吸困难缓解。当呼吸困难加重时，需加强生活护理，照顾其饮食起居，注意口腔清洁，协助大、小便等以减轻心脏负荷，得到良好休息。④供给氧气：吸氧可增加血液含氧浓度，改善组织缺氧，减轻呼吸困难。⑤密切观察病情变化：观察呼吸困难的特点、程度。发生时间及是否伴有阵咳、咳泡沫痰，以及时发现心功能变化情况，尤需加强夜间巡视和床旁安全监护。

2. 答：心源性水肿的护理措施是：①调整饮食：钠盐的限制应根据心功能不全程度和利尿药治疗的疗效而定。应该向患者和家属说明限制钠盐和养成清淡饮食习惯的重要性，尤其是含钠高的食物如各种海味品、用发酵粉制作的面点、含钠的饮料和调味品，可加重水肿，应尽量不用。注意患者口味和烹调技巧以促进食欲。②维持体液平衡，纠正电解质紊乱：一般于水肿出现之前，患者已有体重增加，应观察尿量和体重变化，特别是利尿药使用后。注意患者出入液量是否平衡，严重水肿且利尿效果不佳时，每日进液量控制在前一天尿量加500 mL左右。必须输液时应根据血压、心率、呼吸，随时调整和控制滴速，一般以20～30滴/min为宜。随时检测血钾、钠、氯化物指标并按医嘱作必要处理。③皮肤护理：因水肿局部血循环不良，皮肤抵抗力低，感觉迟钝，破损后易引起感染，须保持床单清洁、平整、干燥；用热水袋保暖时，水温不宜太高，避免烫伤；作肌内注射应进行严密皮肤消毒并作深部肌注，拔针后用无菌棉球按压避免药液外渗；如有外渗，局部用无菌巾包裹，防止继发感染；对水肿明显的部位如骶、踝、足跟等处经常给予按摩，保持会阴皮肤清洁、干燥，男患者可用托带支托阴囊部。

3. 答：心源性呼吸困难常有的表现形式：①劳力性呼吸困难；②夜间阵发性呼吸困难；③端坐呼吸。

第二节　心力衰竭患者的护理

一、选择题

【A1 型题】

1. 右心衰竭是指
A. 体循环静脉淤血
B. 上腔静脉淤血
C. 下腔静脉淤血
D. 肺循环静脉淤血
E. 肠系膜静脉淤血

2. 心力衰竭患者的饮食，下列哪项不妥
A. 低盐
B. 高热量
C. 富含维生素
D. 适量纤维素
E. 少量多餐

3. 鼓励长期卧床的心衰患者在床上做下肢活动。其目的主要是
A. 增加回心血量
B. 预防压疮
C. 防止肌肉萎缩
D. 防止下肢静脉血栓形成
E. 锻炼身体

4. 慢性心功能不全最常见的诱发因素是
A. 呼吸道感染
B. 快速型心律失常
C. 过度劳累
D. 摄钠及补液过多
E. 失血性休克

5. 最常见的洋地黄中毒表现是
A. 瞳孔缩小
B. 绿视

C. 恶心，呕吐
D. 原来规则心律变为不规则
E. 原来不规则心律变为规则
6. 患者服用地高辛发生中毒，心率 50 次/min，首选的治疗药物是
A. 苯妥英钠
B. 利多卡因
C. 氯化钾
D. 阿托品
E. 其他药物
7. 左心衰竭的最早脉搏表现为
A. 脉搏短绌
B. 缓脉
C. 奇脉
D. 交替脉
E. 水冲脉
8. 心衰患者治疗中不属于减轻心脏负荷的措施是
A. 卧床休息
B. 低盐高蛋白饮食
C. 使用利尿药
D. 应用扩血管药物
E. 使用洋地黄类药物
9. 左心衰竭后又发生右心衰竭，患者出现
A. 肺部啰音增强
B. 腹水减少
C. 下肢静脉曲张
D. 血压下降
E. 肺淤血减轻
10. 导致左心室后负荷增加的主要病理因素是
A. 血容量增加过速
B. 左心室流入道狭窄
C. 体循环动脉高压
D. 慢性肺水肿
E. 主动脉缓流
11. 洋地黄治疗心衰最危险的中毒表现是
A. 食欲减退，恶心呕吐
B. 头痛，头晕伴黄疸
C. 心率减慢至 60 次/min
D. 室性期前收缩呈二联律
E. 二度房室传导阻滞呈文氏现象

12. 心力衰竭患者应用下列哪种药物时，最需密切观察血压变化
A. 利多卡因
B. 奎尼丁
C. 洋地黄
D. 阿托品
E. 哌唑嗪
13. 对心力衰竭患者输液应严格限制滴数在
A. 20～30滴/min
B. 30～40滴/min
C. 40～50滴/min
D. 不超过60滴/min
E. 不超过80滴/min
14. 心力衰竭患者低盐饮食，主要是为了减轻
A. 左心前负荷
B. 左心后负荷
C. 右心前负荷
D. 右心后负荷
E. 右心前、后负荷
15. 急性左心衰竭的护理问题首先是
A. 体液增加
B. 气体交换受损
C. 恐惧
D. 心排出量减少
E. 主动脉高压
16. 长期卧床的慢性心功能不全患者，其水肿的分布特点是
A. 以踝内侧明显
B. 以胫前部明显
C. 以颜面部明显
D. 以腰背部、骶尾部明显
E. 以四肢明显
17. 减轻心衰患者心脏前负荷的护理措施不包括
A. 低盐饮食
B. 低热量饮食
C. 半卧位
D. 双腿下垂
E. 控制输液速度
18. 左心功能不全最早出现的呼吸困难是
A. 端坐呼吸
B. 夜间阵发性呼吸困难

C. 急性肺水肿
D. 劳力性呼吸困难
E. 心源性哮喘
19. 慢性心功能不全的基本病因是
A. 大多数由器质性心血管疾病所致
B. 与感染有关
C. 输液滴速过快
D. 饮食不当
E. 失血性休克
20. 不属于心力衰竭诱发因素的是
A. 呼吸道感染
B. 输液过多过快
C. 情绪激动
D. 高盐饮食
E. 心脏器质性疾病
21. 心力衰竭最常见的诱因是
A. 输液入量过多
B. 过劳
C. 脱水
D. 感染
E. 高盐饮食
22. 左心衰竭最早出现及最常见的症状是
A. 呼吸困难
B. 咳嗽咳痰
C. 咯血
D. 乏力
E. 一过性黑朦
23. 下列哪项不符合右心衰竭的临床表现
A. 食欲不振、恶心、呕吐
B. 肝肿大和压痛
C. 早期在身体部位出现水肿，如眼睑
D. 呼吸困难和口唇、甲床发绀
E. 颈静脉症
24. 右心衰竭体检可出现
A. 夜间阵发性呼吸困难
B. 交替脉
C. 心尖部舒张期奔马律
D. 双肺底湿啰音
E. 颈静脉怒张

25. 临床最简单易行的心功能评估是依据
A. 心脏辅助检查
B. 病程长短
C. 活动的耐力
D. 心脏体征
E. 患者主诉
26. 可以减轻心衰患者心脏负荷的护理措施不包括
B. 使用洋地黄类药物
C. 双下肢下垂
D. 控制输液量
E. 低热量饮食，控制钠盐摄入
27. 心衰患者长期服用氢氯噻嗪最易发生不良反应的是
A. 低钙血症
B. 高镁血症
C. 高尿酸血症
D. 低钾血症
E. 低血糖
28. 观察地高辛中毒最应注意的是
A. 心律失常
B. 恶心呕吐
C. 色视
D. 头晕
E. 疲倦
29. 护士在护理服用洋地黄药物的患者时，下列措施不妥的是
A. 询问患者不适主诉
B. 给药前数心率
C. 观察洋地黄药物浓度
D. 心率小于 60 次/min 不能给药
E. 患者如果一次漏服，下次补服

【A2 型题】

30. 患者，女，40 岁，心悸、气促已数年，近来症状加重，并伴双下肢水肿，是风心病合并
A. 风湿活动
B. 肺部感染
C. 下肢血栓性静脉炎
D. 下肢静脉曲张
E. 心力衰竭
31. 某长期接受治疗的心衰患者，再次出现乏力，腹胀，心慌等症状，心率 120 次/min，心电图见明显 u 波，正确的处理措施是

A. 加大洋地黄用量

B. 立即静脉推注呋塞米

C. 静脉滴注碳酸氢钠

D. 补充氯化钾

E. 肌注硫酸镁

32. 患者，男，56 岁。突然发生心悸，气促，咳粉红色泡沫痰，血压 195/90 mmHg，心率 136 次/min，应首先备好下列哪种药物

A. 西地兰，硝酸甘油，异丙肾上腺素

B. 硝普钠，西地兰，呋塞米

C. 毒毛花苷 K，硝普钠，普萘洛尔

D. 胍乙啶，酚妥拉明，西地兰

E. 硝酸甘油，西地兰，多巴胺

33. 李某，女，67 岁，患慢性心力衰竭，治疗中出现恶心，头痛头晕，黄视，查心率 46 次/min，二联律应考虑为

A. 硝普钠中毒

B. 洋地黄中毒

C. 阿托品中毒

D. 酚妥拉明中毒

E. 多巴胺中毒

34. 患者，女，75 岁，高血压心脏病 10 余年，近 1 年来，患者明显感觉体力活动受限，洗脸，刷牙即可引起呼吸困难、心悸。此患者目前心功能处于

A. 代偿期

B. Ⅰ级

C. Ⅱ级

D. Ⅲ级

E. Ⅳ级

35. 女，48 岁，心脏病患者，日常活动时感心慌，气短，坐下休息后可缓解，看书时无不适，应如何安排休息

A. 不必限制活动

B. 增加活动量

C. 能起床活动，增加休息

D. 限制活动，增加卧床时间

E. 绝对卧床休息

【A3/A4 型题】

（36 ~ 37 题共用题干）

女性，45 岁，慢性心衰并发房颤，应用洋地黄强心治疗过程中，心室率突然转变为绝对规则，52 次/min。

36. 提示患者可能发生了

A. 已发生洋地黄化

B. 洋地黄中毒
C. 房颤变为窦缓
D. 已转变为房扑伴 2:1 传导
E. 应继续使用洋地黄的指征
37. 最有效的治疗措施是
A. 补钾
B. 呋塞米
C. 阿托品
D. 苯妥英钠
E. 普萘洛尔

二、名词解释

1. 心力衰竭
2. 急性心力衰竭

三、简答题

1. 慢性心力衰竭患者的护理诊断有哪些？
2. 简述慢性心力衰竭的常见诱因有哪些？
3. 洋地黄中毒反应及处理有哪些？

参考答案

一、选择题

1. A　2. B　3. D　4. A　5. D　6. D　7. D　8. E　9. E　10. C　11. D　12. E　13. A
14. C　15. B　16. D　17. B　18. D　19. A　20. E　21. D　22. A　23. C　24. E　25. C
26. B　27. D　28. A　29. E　30. E　31. D　32. B　33. B　34. D　35. C　36. B　37. C

二、名词解释

1. 心力衰竭：指在静脉血回流正常的情况下，由于心肌收缩力下降，心室舒张受损或排血受阻，使心排血量不足以维持机体代谢需要的一种综合征。临床上以肺循环和(或)体循环淤血及组织血液灌注不足为主要特征，又称充血性心力衰竭，常是各种心脏病的终末阶段。

2. 急性心力衰竭：是由于心肌遭受急性损害或心脏的负荷突然增加，心肌收缩力急剧下降，甚至丧失排血功能导致组织器官灌注不足和急性淤血的综合征。

三、问答题

1. 答：慢性心力衰竭患者的护理诊断有：①心输出量减少 与心肌收缩力下降，心脏负荷增加，心排血量减少，脏器灌注不足有关；②气体交换受损 与肺循环淤血，肺间质和肺泡内充满渗出液，肺泡扩张受限制有关；③活动无耐力 与心排血量减少，组织灌注不足有关；

④体液过多 与体循环淤血及水钠潴留有关；⑤焦虑 与病程漫长、症状多变、人的基本需要受到干扰有关；⑥知识缺乏 与患者未得到医疗问题的有关指导及知识水平的限制有关；⑦潜在并发症：呼吸道感染 与肺淤血有关；⑧潜在并发症：下肢静脉血栓形成 与静脉淤血、长期卧床有关。

2. 答：慢性心力衰竭的常见诱因是：①感染；②心律失常；③生理或心理压力过大；④妊娠和分娩；⑤血容量增加；⑥药物应用不当；⑦风心病，出现风湿活动。

3. 答：洋地黄中毒的处理措施是：①立即停用洋地黄；②补充钾盐；③纠正心律失常。

第三节　心律失常患者的护理

一、选择题

【A1 型题】

1. 治疗室颤，下述措施中最有效的是
A. 心内注射肾上腺素
B. 心脏按压
C. 非同步电复律
D. 静脉注射利多卡因
E. 静脉注射阿托品

2. 窦速不发生于下列哪种情况
A. 发热
B. 甲状腺功能亢进
C. 运动员
D. 贫血
E. 甲状腺功能减退

3. 在心电图上观察到 QRS 波群提前出现，形态宽大畸形，前无相关 P 波为
A. 室性期前收缩
B. 房性期前收缩
C. 交界区性期前收缩
D. 房颤
E. 阵发性室上性心动过速

4. 处理下列哪项心律失常可采用兴奋迷走神经的方法
A. 一度房室传导阻滞
B. 阵发性室上性心动过速
C. 阵发性室性心动过速
D. 心室颤动
E. 心房颤动

5. 阵发性室性心动过速常见于

A. 健康人
B. 风湿性心脏病
C. 高血压性心脏病
D. 急性心肌梗死
E. 甲状腺功能亢进性心脏病
6. 下列哪项心律失常，一般多见于无器质性心脏病的年轻人
A. 心房颤动
B. 心房扑动
C. 一度房室传导阻滞
D. 室上性心动过速
E. 多源性室性期前收缩
7. 心房颤动最易发生于
A. 风湿性二尖瓣狭窄
B. 主动脉狭窄
C. 主动脉关闭不全
D. 甲状腺功能亢进
E. 甲状腺功能减退
8. 房颤患者应注意观察
A. P 波的频率
B. 患者的主诉
C. 血压的变化
D. 心率的变化
E. 脉搏的改变
9. 心室颤动的脉搏特征
A. 快而规则
B. 慢而规则
C. 快而不规则
D. 慢而不规则
E. 测不到
10. 有可能导致危及生命的心律失常
A. 心房颤动
B. 阵发性室上性心动过速
C. 窦性心动过缓
D. 阵发性室性心动过速
E. 频发单源性室性期前收缩
11. 心脏停搏时最常见的心电图表现是
A. 心室停顿
B. 心室颤动
C. 心室扑动

D. 室性心动过速

E. 缓慢而无效的心室自主心律

12. 在心电图上一度房室传导阻滞与其他较严重房室传导阻滞最根本的区别是

A. P－R 间期延长

B. 心室律不整齐

C. 心率大于 50 次/min

D. QRS 波无脱漏

E. ST 段和 T 波变化

13. 电击复律前正确的准备措施是

A. 停服洋地黄 3～5 天

B. 禁食四小时，排空大小便

C. 褥垫保证松软无硬物

D. 暂时拔除吸氧导管

E. 忌用镇静剂

14. 心电图主要特征为窦性 P 波消失，代之以大小，形态及规律不齐的 f 波，R－R 间隔不规则，主要见于

A. 房颤

B. 室颤

C. 房扑

D. 室扑

E. 室早

15. 下列哪种心律失常为严重情况

A. 房颤

B. 窦速

C. 室性期前收缩，R－on－T

D. 室性期前收缩，2～4 次/min

E. 阵发性室上性心动过速

16. 观察心律失常时最危险的情况是

A. 频发室性期前收缩

B. 三度房室传导阻滞

C. 心房颤动

D. 阵发性室上性心动过速

E. 多源性期前收缩

17. 可使心室丧失排血功能而最危急的心律失常是

A. 频发室性期前收缩

B. 严重房室传导阻滞

C. 快室率心房颤动

D. 室性心动过速

E. 心室颤动

18. 心律失常基本的症状是
A. 胸痛
B. 呼吸困难
C. 晕厥
D. 心悸
E. 低血压

19. 心电图表现为提前出现的 QRS 波，宽大畸形，其前无 P 波，代偿间歇完全的心律失常是
A. 房性逸搏
B. 室性逸搏
C. 房性期前收缩
D. 室性期前收缩
E. 房室交界性期前收缩

20. 某心脏病患者出现心悸，心率 30～40 次/min，律齐，首选的措施是
A. 加强巡视
B. 心电监护
C. 安慰患者
D. 立即报告医生
E. 做好生活护理

21. 房性期前收缩和室性期前收缩心电图最主要的区别是
A. 心搏是否提前出现
B. 提早的 QRS 波群前后无相关的 P 波
C. 代偿间歇是否完全
D. 提早的 QRS 波群后面有无 ST－T 波改变
E. QRS 波群形态有无异常

22. 临床常见的心律失常是
A. AF
B. Af
C. 期前收缩
D. WPW
E. 房室传导阻滞

23. 风湿性心脏病患者并发哪种心律失常时易引起栓塞
A. 窦缓
B. 窦速
C. 期前收缩
D. 房颤
E. 三度房室传导阻滞

24. 护理心律失常患者时最应该注意的问题是
A. 心理变化

B. 药物疗效及不良反应
C. 患者对疾病的认识
D. 心输出量减少
E. 对特殊检查有疑虑
25. 最易诱发晕厥的心律失常是
A. 三度房室传导阻滞
B. 严重窦性心律不齐
C. 阵发性室上速
D. 快速房颤
E. 频发室性期前收缩
26. 哪种心律失常不需要紧急处理
A. 一度房室传导阻滞
B. 室性期前收缩落在 T 波上
C. 室性期前收缩呈联率出现
D. 阵发性室性心动过速
E. 房颤
27. 心律失常患者最常见的护理问题是
A. 焦虑
B. 气体交换受损
C. 活动无耐力
D. 相关知识缺乏
E. 潜在并发症

【A2 型题】

28. 患者男，43 岁，风湿性心脏病合并心力衰竭，应用洋地黄和利尿药后出现恶心，呕吐，心电图示室性期前收缩，呈二联律及三联律，首先应该采取哪项护理措施。
A. 卧床休息给氧
B. 补充钾盐
C. 加用血管扩张剂
D. 立即停用洋地黄
E. 立即给予胃复安抑制呕吐，预防电解质紊乱
29. 某心脏病患者装修家居时，感疲乏，于第 2 天夜间突然咳嗽，伴大口吐粉红色泡沫样痰 100 mL，呼吸极度困难，经检查为慢性风湿性二尖瓣狭窄，急性左心衰，问患者应采取何种体位休息
A. 绝对平卧
B. 头低脚高位
C. 侧卧位
D. 坐位双下肢下垂
E. 半卧位
30. 患者，女，75 岁，高血压心脏病 10 余年，近 1 年来，患者明显感觉体力活动受限，洗

脸，刷牙即可引起呼吸困难、心悸，此患者目前心功能处于

A. 代偿期

B. Ⅰ级

C. Ⅱ级

D. Ⅲ级

E. Ⅳ级

31. 患者女，48 岁，心脏病患者，日常活动时感心慌，气短，坐下休息后可缓解，看书时无不适，应如何安排休息

A. 不必限制活动

B. 增加活动量

C. 能起床活动，增加休息

D. 限制活动，增加卧床时间

E. 绝对卧床休息

32. 患者男，40 岁，突感胸闷，心悸，护士检查发现心率 80 次/min，每隔两次搏动后，出现一次略长的间歇，此现象称为

A. 心脏停搏

B. 期前收缩二联律

C. 期前收缩三联律

D. 间歇脉

E. 窦性心律不齐

【A3/A4 型题】

（33～34 题共用题干）

患者女，83 岁，因突发心前区疼痛，疼痛难忍，并伴有胸闷/憋气，来医院就诊。患者既往有糖尿病史 10 年，胃溃疡 15 年，吸烟 60 年。经检查医生诊断为广泛前壁心肌梗死，入院后有心律失常，病情不稳定。

33. 急性心肌梗死患者预示室颤发生的心律失常是

A. 心房颤动

B. 室性心动过速

C. 室上性心动过速

D. 室性期前收缩

E. 三度房室传导阻滞

34. 心室纤颤的临床表现不包括

A. 意识丧失

B. 面色苍白

C. 血压测不到

D. 脉搏触不到

E. 心音消失

二、名词解释

1. 过早搏动
2. 文氏现象

三、简答题

1. 简述室性期前收缩的心电图特点。
2. 心房颤动的心电图特点是什么?

参考答案

一、选择题

1. C　2. E　3. A　4. B　5. D　6. D　7. A　8. D　9. E　10. D　11. B　12. D　13. B
14. A　15. C　16. B　17. E　18. D　19. D　20. D　21. B　22. C　23. D　24. B　25. A
26. A　27. C　28. D　29. D　30. D　31. C　32. B　33. B　34. B

二、名词解释

1. 过早博动：又称期前收缩，简称早搏。是指异位起搏点发出的过早冲动引脏搏动。

2. 文氏现象：属第二度房室传导阻滞的一种类型，亦称莫氏Ⅰ型。患者可有心搏脱漏感，听诊第一心音强度可随心博间期改变而改变。心电图特点为：P－R 间期逐渐延长，直至 P 波受阻，QRS 波群脱漏，以后又周而复始地进行。

三、问答题

1. 答：简述室性期前收缩的心电图特点为：①提前出现的 QRS－T 波群，其前无 P 波；②提前出现的 QRS 波群宽大畸形，时限大于 0.22 s；③T 波与 QRS 波群主波方向相反；④期前收缩后可见一完全性代偿间歇。

2. 答：心房颤动的心电图特点为：①窦性 P 波消失，代之以大小且不规则的颤动波(f 波)，频率 400～600 次/min；②心室率 120～160 次/min，R－R 间期绝对不等；③QRS 波群形态和振幅略有差异。

第四节　心脏瓣膜病患者的护理

一、选择题

【A1 型题】

1. 风湿性心脏病(风心病)与下列哪种细菌反复感染有关
A. 甲族乙型溶血型链球菌

B. 大肠埃希菌
C. 克雷伯杆菌
D. 幽门螺杆菌
E. 金黄色葡萄球菌
2. 风心病最常受累的瓣膜为
A. 主动脉瓣
B. 肺动脉瓣
C. 二尖瓣
D. 主动脉瓣及肺动脉瓣
E. 三尖瓣
3. 风心病二尖瓣狭窄最主要的体征为
A. 周围血管征如水冲脉
B. 房颤
C. 心尖区舒张期隆隆样杂音
D. P_2亢进
E. 脉短
4. 风心病二尖瓣狭窄最常出现的早期临床症状是
A. 夜间阵发性呼吸困难
B. 头晕及发绀
C. 急性肺水肿
D. 双下肢水肿
E. 颜面部水肿
5. 风心病二尖瓣狭窄并发栓塞时，最常见的栓塞部位在
A. 肺动脉
B. 脾动脉
C. 肾动脉
D. 脑动脉
E. 下肢动脉
6. 风心病最多见的心律失常是
A. 窦性停搏
B. 室颤
C. 室扑
D. 房颤
E. 房扑
7. 治疗风心病的根本方法是
A. 预防上呼吸道感染
B. 改善心功能，防止心室重构
C. 按医嘱服药，控制风湿活动
D. 手术治疗

E. 以上都不是
8. 二尖瓣关闭不全最重要的体征是
A. 二尖瓣开放拍击音
B. 心尖区第一心音亢进
C. 二尖瓣面容
D. 心尖部收缩期粗糙吹风样杂音
E. 脉搏短绌
9. 主动脉瓣关闭不全最重要的体征是
A. 周围血管征
B. 主动脉瓣区响亮、粗糙的收缩期吹风样杂音
C. 主动脉瓣第二听诊区响亮、粗糙的收缩期吹风样杂音
D. 主动脉瓣第二听诊区舒张早期叹气样杂音
E. 主动脉瓣第一听诊区舒张早期叹气样杂音
10. 最常引起急性肺水肿的风湿性心瓣膜病类型是
A. 二尖瓣狭窄
B. 二尖瓣关闭不全
C. 主动脉瓣狭窄
D. 主动脉瓣关闭不全
E. 三尖瓣狭窄
11. 二尖瓣狭窄患者的面容特征是
A. 两颊部蝶形红斑
B. 两颊部紫红，口唇轻度发绀
C. 两颊黄褐斑
D. 午后两颊潮红
E. 面部毛细血管扩张
12. 预防风湿性心瓣膜病的根本措施
A. 长期服用抗风湿药物
B. 积极防治链球菌感染
C. 防止复发，卧床休息
D. 增加营养，避免过度劳累
E. 居室要防寒避湿
13. 风湿性心脏病心房颤动患者突然抽搐，偏瘫，首先考虑
A. 低钙血症
B. 洋地黄中毒
C. 风湿性关节炎
D. 脑栓塞
E. 蛛网膜下隙出血
14. 风湿性心瓣膜病最常见的并发症是
A. 心律失常

B. 心包炎
C. 栓塞
D. 腱索乳头肌断裂
E. 瓣膜脱垂
15. 二尖瓣狭窄常发生
A. 肺动脉高压
B. 主动脉高压
C. 左房附壁血栓
D. 左室肥大
E. 右室肥大
16. 主动脉关闭不全可出现
A. 主动脉瓣区听到收缩期杂音
B. 心尖搏动移向左下
C. 缓脉
D. 奇脉
E. 交替脉
17. 确诊二尖瓣狭窄最可靠的辅助检查是
A. 心电图
B. X 线摄片
C. 超声心动图
D. 心功能检查
E. CT
18. 正常二尖瓣口面积大约是
A. 2 cm^2
B. 小于 2.5 cm^2
C. 2.5 ~3 cm^2
D. 3 cm^2
E. 4 ~6 cm^2
19. 风湿性心脏病心力衰竭患者，哪项不是右心衰竭的表现
A. 腹胀，食欲减退
B. 下肢水肿
C. 心悸乏力
D. 肝区疼痛
E. 端坐呼吸
20. 风心病患者出现下列何种临床症状，可提示脑动脉栓塞发生
A. 偏瘫
B. 呼吸困难，咯血
C. 头晕呕吐
D. 严重腰痛，血尿

E. 严重胸痛

21. 风心病主动脉瓣关闭不全患者的早期症状是

A. 主诉心悸，头部强烈搏动感

B. 乏力疲劳

C. 左心衰竭表现

D. 右心衰竭表现

E. 全心衰竭表现

22. 责任护士观察全身动脉、静脉栓塞发生的征兆时，下列哪项不妥

A. 脑栓塞可引起偏瘫

B. 四肢动脉栓塞，可引起剧烈疼痛

C. 肠系膜动脉栓塞可导致剧烈腰痛

D. 肾动脉栓塞可引起严重腰痛，血尿

E. 肺栓塞可引起严重胸痛，呼吸困难，咯血等

【A2 型题】

23. 患者男，45 岁，有风湿性心脏病史，因心源性水肿给予氢氯噻嗪治疗时，特别注意预防

A. 低钾血症

B. 高钾血症

C. 高钠血症

D. 低钠血症

E. 低镁血症

24. 某风湿性心脏病患者，卧床 4 个月余，每天需做下肢被动活动和按摩，其目的是

A. 促进末梢循环，减少回心血量

B. 防止肢体肌肉萎缩

C. 防止下肢静脉血栓形成

D. 防止足部发生压疮

E. 使患者舒适，促进睡眠

25. 患者男，50 岁，患慢性风湿性心脏瓣膜病，除具有原发症状外，突然出现一侧下肢剧痛，动脉搏动消失，局部皮肤苍白，发凉，发绀，应考虑是

A. 脑栓塞

B. 肢体栓塞

C. 下肢静脉炎

D. 下肢静脉堵塞

E. 肺栓塞

26. 患者男，35 岁。风心病伴二尖瓣狭窄狭五年，近一个月重体力劳动时出现呼吸困难入院，昨夜 12 点患者突然憋醒，端坐位，大汗淋漓，咳嗽，咳粉红色泡沫痰，心率 120 次/min，两肺满布湿啰音及哮鸣音，责任护士给予患者吸氧的正确方法是

A. 持续低流量吸氧

B. 高流量吸氧

C. 间断给氧
D. 高流量乙醇湿化吸氧
E. 低流量乙醇湿化吸氧

【A3/A4 型题】

(27 ~29 题共用题干)

患者，男，37 岁，因活动后有呼吸困难，近半年来有进行性加重，并伴有咳嗽，声音嘶哑。患者既往有风湿热 10 年，常有扁桃体炎发生，经医生诊断为慢性风湿性心瓣膜病。

27. 慢性风湿性心瓣膜病最常受累的瓣膜是
A. 二尖瓣
B. 三尖瓣
C. 肺动脉瓣
D. 主动脉瓣
E. 静脉瓣

28. 二尖瓣狭窄最早出现的症状是
A. 水肿
B. 咯血
C. 劳力型呼吸困难
D. 咳嗽
E. 端坐呼吸

29. 风心病二尖瓣狭窄最常见的心律失常是
A. 房颤
B. 房扑
C. 室颤
D. 室扑
E. 房室传导阻滞

二、名词解释

1. 联合瓣膜病变
2. 慢性风湿性心瓣膜病

三、简答题

1. 风心病患者的护理诊断有哪些?
2. 二尖瓣狭窄并发症有哪些?

四、病例分析

患者，女性，40 岁。心悸、气短 7 年，加重伴双下肢水肿 1 年半。患者于 7 年前从事大量体力劳动后自觉心悸、气短，休息后可缓解，未经任何治疗，能胜任一般的日常工作。近 1 年半反复出现双下肢水肿，在当地医院用利尿药后水肿消退。近 2 日由于气温转凉偶感风寒，再次出现气短、水肿而来院求治。既往史：间断咳血 7 年。护理体检：T36.7℃，P

135 次/min，R 22 次/min，BP 120/70 mmHg。呼吸略急促，口唇发绀，查体可见颈静脉充盈怒张，双肺底可听到干湿性啰音，心界叩诊向左扩大，心尖部可触及舒张期震颤，HR 135 次/min，心律整齐。心尖部可听到舒张中晚期隆隆样杂音并第一心音亢进，可听到清脆响亮的开瓣音。全腹软，无压痛，肝脏于右锁骨中线肋缘下触及 3.0 cm，前正中线剑突下 5.0 cm，脾脏未触及，双下肢中度水肿。

问题：1. 请列出 4 个主要的护理诊断。

2. 请标出首优的护理诊断。

3. 请根据患者的情况制定个体化的护理措施。

参考答案

一、选择题

1. A　2. C　3. C　4. B　5. D　6. D　7. D　8. D　9. D　10. A　11. B　12. B　13. D
14. B　15. B　16. B　17. C　18. E　19. E　20. A　21. A　22. C　23. A　24. C　25. B
26. D　27. A　28. C　29. A

二、名词解释

1. 联合瓣膜病变：指风湿性心瓣膜病同时具有 2 个或 2 个以上瓣膜损害，二尖瓣狭窄合并主动脉瓣关闭不全常见。

2. 慢性风湿性心瓣膜病：简称风心病，是指风湿热后所遗留下心脏病。

三、问答题

1. 答：风心病患者的护理诊断有：①活动无耐力 与冠脉灌注不足、急性脑供血不足等有关；②有感染的危险 与长期肺淤血、呼吸道抵抗力下降及风湿活动有关；③知识缺乏 与患者不了解疾病过程及治疗手段、药物性能有关；④潜在并发症：充血性心力衰竭 与风湿活动、感染、过劳、心律失常等有关；⑤潜在并发症：心律失常 与左房压力增高等因素有关；⑥潜在并发症：栓塞 与左心房扩张和淤血形成血栓并脱落有关；⑦潜在并发症：亚急性感染性心内膜炎 与链球菌、葡萄球菌、革兰阴性杆菌、厌氧菌、病毒感染有关。

2. 答：二尖瓣狭窄并发症：①充血性心力衰竭；②心律失常；③栓塞；④亚急性感染性心内膜炎；⑤肺部感染；⑥性肺水肿。

四、病例分析

答：

1. 护理诊断

(1)活动无耐力 与心脏受损，心排血量下降有关。

(2)有感染的危险 与机体抵抗力下降有关。

(3)潜在并发症：心力衰竭、心律失常、栓塞等。

(4)知识缺乏。

2. 首优的护理诊断

活动无耐力 与心脏受损，心排血量下降有关

3. 护理措施

(1)一般护理根据患者心功能情况，合理安排休息与饮食。

(2)病情观察及对症护理

1)发热：注意测量体温，每4 小时1 次；观察是否伴有皮肤环形红斑、皮下结节、关节红肿及疼痛不适等风湿活动的表现；按医嘱给予抗生素及抗风湿治疗。

2)心力衰竭：监测生命体征，评估患者有无乏力、呼吸困难、食欲减退、少尿等症状，检查有无肺部湿啰音、肝大、下肢水肿等体征；避免劳累、情绪激动等心力衰竭的诱发因素，一旦发生则按心衰进行护理。

3)栓塞：评估有无栓塞的危险因素，阅读超声心动图报告，注意有无心房、心室扩大及附壁血栓；按医嘱使抗血小板聚集药物，预防附壁血栓形成和栓塞；长期卧床者应鼓励患者翻身、活动下肢等，防止下肢静脉血栓形成；密切观察有无栓塞征象，如脑动脉栓塞可引起偏瘫，肢体动脉栓塞引起局部皮肤温度下降、肢体剧痛等，一旦发生，立即通知医生，给予抗凝或溶栓治疗。

(3)用药护理

遵医嘱给予抗生素及抗风湿药物治疗。使用前，询问青霉素过敏史，常规青霉素皮试；注射后注意观察过敏反应和注射局部的疼痛、压痛反应。阿司匹林可导致胃肠道反应、牙龈出血、血尿、柏油样便等不良反应，应饭后服药并观察有无出血。

(4)心理护理。

第五节　冠状动脉粥样硬化性心脏病患者的护理

一、选择题

【A1 型题】

1. 控制心绞痛发作的首选药物是

A. 地西泮

B. 双嘧达莫

C. 硝酸甘油

D. 复方丹参

E. 阿司匹林

2. 应用硝酸甘油缓解心绞痛正确的护理是

A. 药物用温开水服送

B. 药物至口中立即咽下

C. 舌下含服，药物被唾液溶解使吸收减少

D. 含药时宜平卧，以防低血压

E. 观察头昏，血压偏高表现

3. 心绞痛发作的典型部位在
A. 心尖部
B. 心前区
C. 剑突附近
D. 胸骨体中上段之后部
E. 胸骨体中下段之后部
4. 典型心绞痛不发生于
A. 卧床时
B. 寒冷时
C. 情绪激动时
D. 饱餐时
E. 吸烟时
5. 急性心肌梗死患者出现阵发性室性心动过速预示即将发生
A. 房颤
B. 室颤
C. 停搏
D. 不完全性房室传导阻滞
E. 完全性房室传导阻滞
6. 急性心梗患者病后第一周护理错误的是
A. 日常生活，均由护理人员帮助照料
B. 清淡流质或半流质饮食
C. 限制亲友探望
D. 鼓励在床上做伸展四肢活动
E. 避免不必要翻身
7. 急性心肌梗死患者吸氧的目的是
A. 改善心肌缺氧，减轻疼痛
B. 减少心律失常
C. 防止心力衰竭
D. 促进心肌细胞再生
E. 促坏死组织吸收
8. 心肌梗死患者在监护过程中护士发现患者烦躁不安，面色苍白，皮肤湿冷，脉细速，尿量减少。应警惕发生
A. 严重心律失常
B. 急性左心衰竭
C. 心源性休克
D. 并发感染
E. 多器官功能障碍
9. 急性心肌梗死患者发生左心衰竭的主要原因是
A. 肺部感染

B. 心脏负荷加重
C. 心律失常
D. 情绪激动
E. 心肌收缩力减弱和不协调
10. 急性心肌梗死 24 小时内应禁用的药物是
A. 呋塞米
B. 华法林
C. 硝酸甘油
D. 洋地黄
E. 尿激酶
11. 心肌梗死的特征性心电图改变为
A. T 波倒置，ST 段抬高，深而宽的异常 Q 波
B. P 波 >0.25 mV
C. 电轴 <-30 度
D. $Q-T$ 间期 >0.40 s
E. $SV_1+RV_5>4.0$ mV
12. 心电图描记在Ⅱ，Ⅲ，aVF 导联出现 ST 段抬高及出现宽而深 Q 波，诊断
A. 不稳定型心绞痛
B. 急性下壁心肌梗死
C. 急性广泛前壁心肌梗死
D. 急性前壁心肌梗死
E. 急性高侧壁心肌梗死
13. 下列哪项化验结果是冠心病的危险因素
A. 血清总胆固醇下降
B. 血清甘油三酯下降
C. 血清高密度脂蛋白胆固醇增高
D. 血清低密度脂蛋白胆固醇增高
E. 血清肌酸磷酸肌酶降低
14. 心绞痛常发生于
A. 饥饿，进食时
B. 休息，睡眠时
C. 看电视，读书时
D. 考试答题时
E. 劳动，情绪激动时
15. 引发冠心病的最重要危险因素是
A. 高血脂
B. 高年龄
C. 高血糖
D. 肥胖

E. 大量饮酒
16. 急性心梗患者最早出现，最突出的症状
A. 心前区剧烈疼痛
B. 恶心，呕吐
C. 心源性休克
D. 心律失常
E. 心衰
17. 在冠心病分型中，哪项是没有的
A. 隐匿型
B. 心绞痛型
C. 心肌梗死型
D. 缺血性心肌病型
E. 显性冠心病
18. 下壁心肌梗死易发生的心律失常为
A. 室早
B. 室颤
C. 房早
D. 房颤
E. 房室性阻滞
19. 急性心梗患者绝对卧床休息容易忽视的一项重要的护理措施是
A. 休息
B. 饮食的种类
C. 吸氧
D. 便秘的预防
E. 心律失常的监护
20. 急性心肌梗死患者止痛治疗，有下列哪种情况不能用吗啡
A. 呼吸抑制
B. 频发室性期前收缩
C. 心力衰竭
D. 神智欠清
E. 高龄患者
21. 急性心肌梗死发生各种心律失常的处理哪项不妥
A. 室性心律失常给予利多卡因静脉注射
B. 发生房颤伴心律快可用快速洋地黄制剂
C. 房室传导阻滞可用阿托品
D. 严重房室传导阻滞可安装人工心脏起搏器
E. 发生室颤时立即实施非同步直流电复律
22. 急性心肌梗死常见的死亡原因
A. 心脏破裂

B. 心源性休克

C. 严重心律失常

D. 急性左心衰竭

E. 剧烈持久的心绞痛

23. 急性心肌梗死发病后，发热多在 1 周内恢复正常，发热的原因是

A. 肺部感染

B. 胃肠道脱水

C. 体温调节中枢紊乱

D. 心肌坏死组织吸收

E. 体温中枢供血不足

24. 缓解急性心肌梗死的疼痛宜选用

A. 休息

B. 消心痛

C. 硝酸甘油

D. 吸氧

E. 吗啡

25. 下列哪项不符合典型心绞痛的疼痛特点

A. 阵发性前胸、胸骨后疼痛

B. 劳累或情绪激动时发作

C. 可放射至心前区及左上肢

D. 持续时间长，像针刺刀扎样

E. 持续数分钟，为压榨性疼痛

26. 控制心绞痛发作的首选药物是

A. 阿托品

B. 普萘洛尔

C. 硝酸甘油

D. 双嘧达莫

E. 亚硝酸异戊酯

【A2 型题】

27. 患者男，70 岁，肥胖。有高血脂及高血压(180/100 mmHg)，近日心前区发生疼痛。如考虑为心绞痛，胸痛性质应是

A. 隐痛持续整天并放射至右肩

B. 钻顶样疼痛

C. 阵发性刺样痛

D. 刀割样痛

E. 压迫、发闷或紧缩感

28. 某患者饱餐后不久感到胸骨后疼痛、大汗，查体：血压 80/50 mmHg，面色苍白，烦躁不安。护士紧急准备首选的检查是

A. B 超检查

B. X 线检查

C. 心电图检查

D. 心肌酶检查

E. 血常规检查

29. 患者男，患冠心病 10 余年，半个月来频繁发作心前区不适，含服硝酸甘油无效，疑为急性心梗最具诊断意义的检查是

A. 血常规

B. 尿常规

C. 血沉

D. 超声波

E. 心电图

30. 一心肌梗死患者，入院后心电图示阵发性成串的室性期前收缩，频率 170 次/min，此患者首要的护理措施是

A. 准备电除颤器

B. 准备静注利多卡因

C. 加快给液速度

D. 做好溶栓速度

E. 给予大剂量硝酸甘油

31. 患者女，55 岁，突感胸骨后压榨性疼痛，伴出汗、恶心，含硝酸甘油休息后仍不缓解，临床诊断最大可能是

A. 高血压心脏病

B. 心绞痛

C. 主动脉夹层

D. 急性心肌梗死

E. 肺栓塞

32. 某心梗患者，由于长期卧床，护理不当，形成下肢静脉血栓，若栓子形成，可引起

A. 肠栓塞

B. 肺栓塞

C. 脑栓塞

D. 肾栓塞

E. 脾栓塞

33. 患者，男，诊断为心肌梗死，护士对其进行健康教育不恰当的是

A. 合理饮食

B. 定期复查

C. 随身携带保健盒(内有硝酸甘油等药)

D. 自觉戒烟

E. 于心肌梗死后第 4 周可进行跑步训练

34. 患者女，70 岁，因晚餐时情绪激动，饭后自感“紧缩性发闷”，并放射至颈、咽部及下颌，来院急诊前自含硝酸甘油后憋闷感。最可能的病因是

A. 脑供血不足

B. 颈椎病

C. 气管异物堵塞

D. 心绞痛

E. 心功能不全

35. 患者，女，48 岁，突发胸骨后闷胀窒息感，伴恶心呕吐及冷汗，休息及含服硝酸甘油不能缓解，最可能是发生了

A. 急性胰腺炎

B. 急性胆囊炎

C. 急性胃炎

D. 急性心肌梗死

E. 心肌炎

36. 患者，男，70 岁，因持续性心前区疼痛 5 小时，确诊为急性心肌梗死收入监护病房，在监测中患者出现心室颤动，此时责任护士应立即采取的措施是

A. 心内注射利多卡因

B. 心内注射肾上腺素

C. 同步电复律

D. 非同步电复律

E. 气管插管

【A3/A4 型题】

(37 ~40 题共用题干)

女，69 岁，心前区疼痛 6 h，心电图示急性广泛前壁心肌梗死伴室性早搏。入院体检：气急不能平卧，血压 130/80 mmHg，心率 120 次/min，期前收缩 10 次/min，并有奔马律。两肺散在细湿啰音。肝 - 颈静脉回流征阴性。

37. 入院后即查血清酶，下列哪种心肌酶在起病后最早升高

A. 丙氨酸氨基转移酶(ALT)

B. 肌酸磷酸激酶(CPK)

C. 门冬氨酸氨基转移酶(AST)

D. 碱性磷酸酶(AKP)

E. 乳酸脱氢酶(LDH)

38. 经吸氧气急、频咳、咳泡沫痰，考虑存在

A. 右心衰竭

B. 左心衰竭

C. 全心衰竭

D. 肺部感染

E. 泵衰竭

39. 本例期前收缩应选用哪项治疗措施

A. 同步电复律

B. 口服美西律

C. 静脉注射毛花苷 C(西地兰)

D. 静脉滴注利多卡因

E. 安置抗心律失常起搏器

40. 经上述处理后患者室性期前收缩稍有好转，转为室颤，则选用哪项措施

A. 同步电复律

B. 非同步电复律

C. 口服美西律

D. 静注利多卡因

E. 临时起搏器

二、名词解释

1. 冠状动脉粥样硬化性心脏病

2. 心绞痛

3. 急性心肌梗死

三、简答题

1. 急性心肌梗死的心电图特点有哪些?

2. 冠心病主要危险因素有哪些?

3. 冠心病临床分型有哪些?

四、病例分析

患者，女性，55 岁。晨练途中突然出现胸骨后剧烈疼痛伴大汗。持续 2 h 不缓解前来就诊。既往体健。护理体检：T 37℃，P 40 次/min，R 18 次/min，BP 90/60 mmHg。大汗淋漓，面色苍白，痛苦表情，烦躁不安，腹胀恶心。口唇轻度发绀，胸廓对称，双肺呼吸音清晰。心界叩诊不大，HR 45 次/min，心律规整，各瓣膜区无病理性杂音。腹部平软，肝脾未触及，双下肢无水肿。辅助检查：血常规 WBC 10.0×10^{9} 次方/L，N 0.67，L0.23。心电图示窦性心律，P 波与 QRS 波群无关系，P 波频率 90 次/min，QRS 波群频率 40 次/min，在Ⅱ、Ⅲ、aVF 导联可见病理性 Q 波，S－T 段呈弓背向上型抬高，T 波正负双向，V_3R、V_4R，V_5R 导联呈 QS 型，ST 段抬高，T 波倒置。住院第 2 天：T 38℃，P 45 次/min，R 20 次/min，BP 80/50 mmHg。患者出现颈静脉怒张，肝脏于右锁骨中线肋缘下 2.0 cm，触痛明显，双下肢水肿。

问题：1. 请列出 5 个主要的护理诊断。

2. 请标出首优的护理诊断。

3. 请根据患者的情况制定个体化的护理措施。

参考答案

一、选择题

1. C　2. D　3. D　4. A　5. B　6. D　7. A　8. C　9. E　10. D　11. A　12. B　13. D

14. E　15. A　16. A　17. E　18. A　19. D　20. A　21. B　22. C　23. D　24. E　25. D　26. C　27. E　28. C　29. E　30. B　31. D　32. B　33. E　34. D　35. D　36. D　37. B　38. B　39. D　40. B

二、名词解释

1. 冠状动脉粥样硬化性心脏病：简称冠心病，是指冠状动脉粥样硬化后使动脉管腔狭窄或闭塞，导致心肌缺血、缺氧甚至坏死而引起的心脏病，亦称缺血性心脏病。

2. 心绞痛：是由于冠状动脉供血不足，心肌急剧、暂时的缺血与缺氧所引起的临床综合征。

3. 急性心肌梗死：是由于心肌持久、严重缺血而引起的部分心肌坏死。多数在冠状动脉粥样硬化的基础上，发生血管持续痉挛或血栓形成，使冠状动脉闭塞，相应心肌血供急剧减少或中断所致。

三、问答题

1. 答：急性心肌梗死患者的心电图改变为：(1)特征性改变：①宽而深的异常 Q 波(> 0.04 s，> l/4R)，在面向心肌坏死区的导联上出现；②S－T 段抬高呈弓背向上型，在面向坏死区周围心肌损伤区的导联上出现；③T 波倒置，在面向损伤区周围心肌缺血区的导联上出现。(2)动态性改变：①起病后数小时，S－T 段明显抬高，弓背向上，与 T 波形成单向曲线；②1～2 日内出现病理性 Q 波；③数日至 2 周左右 S－T 段逐渐回到基线水平，T 波平坦或倒置；④数周至数月或更久后，T 波可逐渐恢复，病理性 Q 波永久遗留。

2. 答：冠心病主要危险因素：①年龄 40 岁以上；②男性多见；③高血脂；④高血压；⑤吸烟；⑥糖尿病。

3. 答：冠心病临床分型：①隐匿型冠心病；②心绞痛型冠心病；③心肌梗死型冠心病；④缺血性心肌病型冠心病；⑤猝死型冠心病。

四、病例分析

答：1. 护理诊断

(1)疼痛：胸痛 与心肌缺血坏死有关。

(2)活动无耐力 与心肌氧的供需失调有关。

(3)有便秘的危险 与活动少、不习惯床上排便有关。

(4)潜在并发症：心律失常、心力衰竭、心源性休克。

(5)恐惧 与剧烈疼痛产生濒死感、处于监护病室的陌生环境有关。

2. 首优的护理诊断

疼痛：胸痛 与心肌缺血坏死有关。

3. 护理措施

(1)治疗护理：①立即将患者送入冠心病监护室，密切监测心电图。血压、呼吸 5～7 天，必要时进行血液动力学监测，并注意尿量、意识等改变；②用中等流量持续吸氧，可改善心肌缺血，减轻疼痛，缩小坏死范围，增加心肌收缩力；③扩充血容量，迅速建立静脉通路，对血容量不足者，按医嘱用低分子右旋糖酐或 5%～10% 葡萄糖液静脉滴注。

(2)饮食护理：患者宜进清淡、少钠、产气少、无刺激饮食，应少量多餐，进餐不宜过快过饱，发病第1周摄流质，第2周改为半流质，第3周可吃软饭，1个月后恢复普通饮食，严禁烟酒。

(3)一般护理：急性期需绝对卧床息1周，避免搬动，限制探视，协助翻身。进食、排便等，第2周允许在床上每小时作几次深呼吸及伸屈双足等活动。

第六节　原发性高血压患者的护理

一、选择题

【A1型题】

1. 原发性高血压最常见的死亡原因是
A. 心律失常
B. 尿毒症
C. 脑血管意外
D. 心力衰竭
E. 高血压危象

2. 原发性高血压最多见于
A. 40~49岁
B. 50~59岁
C. 60岁以上
D. 20~29岁
E. 30~39岁

3. 对于高血压患者，下列哪项不宜向其建议
A. 增加饮食中的镁
B. 戒烟
C. 长期卧床
D. 少饮酒
E. 低钠低盐饮食

4. 急进型高血压最常见的致死原因为
A. 脑梗死
B. 心肌梗死
C. 心力衰竭
D. 尿毒症
E. 脑出血

5. 高血压，动脉粥样硬化的老年患者饮食不需限制
A. 高胆固醇饮食
B. 高动物脂肪饮食

C. 高糖饮食

D. 高钠饮食

E. 高钙饮食

6. 1999 年，WHO|ISH 对 1 级高血压的诊断标准是

A. 收缩压小于 120 mmHg，舒张压小于 80 mmHg

B. 收缩压小于 130 mmHg ，舒张压小于 85 mmHg

C. 收缩压 140～159 mmHg，舒张压 90～99 mmHg

D. 收缩压 130～139 mmHg ，舒张压 85～89 mmHg

E. 收缩压 160～179 mmHg，舒张压 100～109 mmHg

7. 1999 年 WHO 规定的高血压标准是

A. 收缩压大于或等于 120 mmHg 和(或)舒张压大于或等于 70 mmHg

B. 收缩压大于或等于 130 mmHg 和(或)舒张压大于或等于 75 mmHg

C. 收缩压大于或等于 140 mmHg 和(或)舒张压大于或等于 90 mmHg

D. 收缩压大于或等于 150 mmHg 和(或)舒张压大于或等于 95 mmHg

E. 收缩压大于或等于 160 mmHg 和(或)舒张压大于或等于 100 mmHg

8. 高血压脑病指的是

A. 血压过高引起的头痛

B. 脑血管破裂出血

C. 脑血栓形成

D. 普遍而剧烈的脑血管痉挛引起脑水肿

E. 颅内压升高引起的脑膜刺激征

9. ACE 抑制剂最常见的不良反应是

A. 直立性低血压

B. 咳嗽

C. 肝功能损害

D. 耳毒性

E. 肾毒性

10. 护理高血压病患者，下列哪项措施不正确

A. 协助用药尽快将高血压降至较低水平

B. 改变体位时动作宜缓慢

C. 沐浴时水温不宜过高

D. 头晕，恶心时协助其平卧并抬高下肢

E. 保持大便通畅

11. 高血压脑病患者指高血压患者发生何种病理改变所致

A. 血压突然下降

B. 脑膜炎症

C. 心力衰竭

D. 脑水肿

E. 体液过多

12. 长期高血压易导致哪些脏器出现并发症
A. 心肺脑
B. 心肝肾
C. 心脑肾
D. 肝肾脑
E. 肝肾肺
13. 对原发性高血压患者作健康指导，不正确的是
A. 宜低盐，低脂，低胆固醇，低热量饮食
B. 1 级高血压应注意休息，避免过劳
C. 缓解期适当运动，控制体重
D. 血压高时服药，不高时不服药
E. 每日定时测血压
14. 有关高血压发病机制中最重要的是
A. 血容量过多
B. 内分泌因素
C. 肾功能异常
D. 高级神经中枢功能失调
E. 血管内皮功能失常
15. 按舒张压水平分级，重度高血压是指舒张压
A. 大于等于 105 mmHg
B. 大于等于 110 mmHg
C. 大于等于 115 mmHg
D. 大于等于 120 mmHg
E. 大于等于 100 mmHg
16. 下列与原发性高血压发病相关的因素中，不包括
A. 遗传因素
B. 自身免疫相关
C. 精神长期过度紧张
D. 年龄增大及体重超重
E. 高盐的饮食习惯
17. 在高血压急症中，降压最迅速的药物是
A. 硝普钠
B. 硝酸甘油
C. 硝苯地平
D. 普萘洛尔
E. 依那普利
18. 在高血压病的治疗中，限制钠摄入是指
A. 每日食盐摄入量为 12 克左右
B. 每日食盐摄入量为 10 克左右

C. 每日食盐摄入量为 8 克左右
D. 每日食盐摄入量为 6 克左右
E. 每日食盐摄入量为 3 克左右
19. 高血压的治疗原则中错误的是
A. 早期长期终身治疗
B. 个体化
C. 使用有效而不良反应较小的药物
D. 注意纠正心血管病的危险因素
E. 症状缓解后立即停药
20. 高血压病非药物治疗包括内容下列哪项不妥
A. 四肢红外线热疗
B. 限制钠盐摄入
C. 减轻体重
D. 良好休息与适量运动结合
E. 气功，冥想，放松术等
21. 原发性高血压治疗目的，下列哪项不妥
A. 使血压下降接近正常范围
B. 血压下降达到正常范围
C. 预防并发症的发生
D. 延缓并发症的发展
E. 消除或治愈并发症

【A2 型题】

22. 某原发性高血压患者，吸烟史 20 年，肥胖，目前血压 21.3/12.7 kPa(160/95 mmHg)，下列健康教育内容哪项错误
A. 保持情绪稳定
B. 适量运动
C. 高热量高糖饮食
D. 戒烟
E. 控制血压
23. 某高血压患者，突然剧烈头痛，喷射性呕吐，昏迷，诊断为脑出血。正确的护理措施是
A. 取去枕平卧位
B. 补充血容量
C. 发病 24 ~48 小时内避免搬动
D. 8 小时后给予鼻饲饮食
E. 头部热敷
24. 某患者，患高血压病 5 年，入院后给予降压药等治疗，在用药护理中指导患者改变体位时，动作缓慢，其目的是
A. 避免发生发高血压脑病

B. 避免发生高血压危象

C. 避免发生急进性高血压

D. 避免发生直立性低血压

E. 避免血压增高

25. 某高血压病患者，同时有支气管哮喘，不能使用哪种降压药物

A. 氢氯噻嗪

B. 美托洛尔

C. 硝苯地平

D. 卡托普利

E. 氯沙坦

26. 男，60 岁，诊断为高血压性脑出血，处于昏迷状态，呼吸变慢或停止，两侧瞳孔不等大，应考虑以下哪种可能

A. 窒息

B. 脑疝

C. 室颤

D. 脑出血

E. 以上都不对

27. 高血压患者睡眠时突然极度胸闷，气急，大汗淋漓，咳嗽，咳大量粉红色泡沫痰，端坐呼吸，血压 26.6/14.7 kPa(200 ~ 110 mmHg)，心率 115 次/min，下列哪项护理是错误的

A. 安慰患者，稳定情绪

B. 置患者于两腿下垂坐位

C. 乙醇湿化吸氧 4 ~ 6 L/min

D. 建立静脉通路

E. 静脉滴注给药宜快速

28. 女，50 岁，主诉呼吸困难，查体发现血压 185/95 mmHg，X 线检查示左心室扩大，主动脉弓突出，心电图示左心室肥厚。最可能的诊断是

A. 病毒性心肌炎

B. 冠状动脉型心脏病

C. 高血压性心脏病

D. 风湿性心脏病

E. 先天性心脏病

29. 患者，女，42 岁。突然头痛，视物模糊，失语，测血压 200/140 mmHg，下列降压药首选

A. 卡托普利

B. 呋塞米

C. 普萘洛尔

D. 维拉帕米

E. 硝普纳

【A3/A4 型题】

(30～32 题共用题干)

男，70 岁，原有高血压病，近来工作繁忙，常有头痛。昨日下午，突然咳出大量粉红色泡沫痰，大汗淋漓，口唇青紫，面色灰白，测血压 26.64/15.99 kPa，双肺满布湿啰音。

30. 本病因何咳大量粉红泡沫痰

A. 支气管扩张

B. 支气管哮喘

C. 肺炎

D. 急性左心衰

E. 肺梗死

31. 本病应如何护理

A. 低浓度吸氧

B. 端坐位双腿下垂

C. 给止血药

D. 静推脑垂体后叶素

E. 口服维生素 K

32. 本病的护理诊断是

A. 心排血量减少

B. 体液过多

C. 活动无耐力

D. 有窒息的危险

E. 气体交换受阻

(33～34 题共用题干)

患者女性，55 岁，有高血压病史 10 年，因近期未按时服药，2 小时前出现明显头痛恶心、烦躁、心悸多汗，面色苍白，视物模糊，测血压 240/130 mmHg。

33. 可能诊断为

A. 嗜铬细胞瘤

B. 高血压心衰

C. 高血压危象

D. 高血压脑病

E. 高血压肾脏改变

34. 以上临床表现产生的主要原因是

A. 脑血管自身调节障碍

B. 交感神经兴奋及儿茶酚胺类物质分泌增多

C. 血循环中醛固酮增多

D. 血循环中皮质醇增高

E. 心房利钠肽减少

二、名词解释

高血压

三、简答题

原发性高血压潜在并发症及高血压急症的护理措施有哪些?

参考答案

一、选择题

1. C　2. C　3. C　4. D　5. E　6. C　7. C　8. D　9. B　10. A　11. D　12. C　13. D　14. D　15. B　16. B　17. A　18. D　19. E　20. A　21. E　22. C　23. C　24. D　25. B　26. B 27. E　28. C　29. C　30. D 31. B 32. A　33. C　34. B

二、名词解释

高血压：是一个由许多病因引起的处于不断进展状态的心血管综合征，可导致心脏和血管功能与结构的改变。

三、问答题

答：原发性高血压潜在并发症及高血压急症的护理措施为：(1)潜在并发症护理：指导患者摄取治疗饮食，避免情绪紧张，按医嘱服药，适当活动等，以有效控制血压。外出时要有人陪伴。洗澡时要有人协助，水温不宜冷或过热，时间不宜过长，防止并发症发生。注意对并发症征象发生的观察，以便早发现、早治疗，如观察有无夜间呼吸困难、咳嗽、咳泡沫痰、心悸，突然胸骨后疼痛发作等心脏受损的表现；观察头痛性质、精神状态、眼花、失明、暂时性失语、肢体麻木、偏瘫等急性脑血管疾病的表现；观察尿量变化、昼夜尿量比例、有无水肿以及肾功能检查结果，以便及早发现肾衰竭。一旦出现并发症征象，应立即报告医生，并做好相应的护理。(2)高血压急症的护理：①绝对卧床休息，半卧位。减少搬动患者，教会患者缓慢改变体位。避免一切不良刺激和不必要活动，安定情绪，必要时按医嘱用镇静剂。②吸氧 4 ~5 L/min，保持呼吸道通畅。如呼吸道分泌物较多，患者自净能力减低，应用吸引器吸出。③立即建立静脉通路，迅速按医嘱选用降压药。一般首选硝普钠，应避光静脉滴注，注意滴速，缓慢降压。严密观察血压变化，注意降压不宜过低以免造成脑供血不足和肾血流量下降，如出现出汗、不安、头痛、心悸、胸骨后疼痛等血管过度扩张现象，应立即停止滴注。也可选用硝酸甘油、硝苯地平舌下含服；制止抽搐用地西泮肌注或静注；降低颅内压、减轻脑水肿用呋塞米或甘露醇快速静滴。④密切监测病情变化：严密观察血压、脉搏、呼吸、心率、神志、瞳孔、尿量。静滴降压药 过程中每 5 ~10 分钟测血压 1 次，如发现异常变化，随时与医师联系。⑤提供保护性护理：患者意识不清时应加床栏，防止坠床；当发生抽搐时用牙垫置于上、下磨牙间防止唇舌咬伤；避免屏气用力呼气或用力排便。

第七节　病毒性心肌炎患者的护理

一、选择题

【A1 型题】

1. 近年来，导致病毒性心肌炎的最主要病因是
A. 立克次体感染
B. 细菌感染
C. 病毒感染
D. 接触放射线
E. 药物中毒

2. 急性病毒性心肌炎最主要的护理措施是
A. 保证患者绝对卧床休息
B. 保证蛋白质的供给
C. 给予易消化的食物
D. 给予多种维生素
E. 严格记录每日出入量

3. 引起病毒性心肌炎较多见的病毒是
A. 柯萨奇病毒
B. 流感病毒
C. 疱疹病毒
D. 埃可病毒
E. 冠状病毒

4. 病毒性心肌炎若出现大量心包积液，采取的治疗措施那项不正确
A. 减少活动以减少渗出
B. 利尿药
C. 心包穿刺引流
D. 大剂量抗生素
E. 激素

【A2 型题】

5. 患者，男，23 岁，2 周前发热，伴流涕及咽喉部疼痛，2 天来心慌，胸闷，气促。心电图示普遍导联 ST－T 改变，三度房室传导阻滞，化验血沉增快，CPK 增高，可能是
A. 缩窄性心包炎
B. 心肌炎
C. 急性心梗
D. 扩张型心肌病

E. 心脏神经官能症

6. 某男，24 岁，半个月前曾患感冒，3 天来心悸，胸闷，胸痛。体查心率 105 次/min，心尖部可闻及舒张期奔马律，心电图示频发室性期前收缩，LDH 升高。可能的诊断是

A. 大叶性肺炎

B. 冠心病

C. 病毒性心肌炎

D. 急性心肌梗死

E. 风湿性心脏病

二、名词解释

病毒性心肌炎

三、简答题

病毒性心肌炎患者的护理诊断有哪些?

参考答案

一、选择题

1. C　2. A　3. A　4. D　5. B　6. C

二、名词解释

病毒性心肌炎：是指由嗜心性病毒感染引起的，以心肌非特异性间质性炎症为主要病变的心肌炎。

三、问答题

答：病毒性心肌炎患者的护理诊断有：①焦虑 与担心疾病预后、学习和前途有关；②活动无耐力 与心肌细胞在病毒作用下发生变性、溶解或坏死，导致心肌损伤有关；③知识缺乏 与对心肌炎的病程、预后、预防和自我护理缺乏认识有关。

第八节　心肌病患者的护理

一、选择题

【A1 型题】

1. 与肥厚型心肌病有关的因素是

A. 病毒

B. 细菌

C. 糖尿病

D. 遗传因素

E. 免疫缺陷

2. 与扩张型心肌病有关的因素是

A. 病毒

B. 细菌

C. 糖尿病

D. 遗传因素

E. 免疫缺陷

3. 扩张型心肌病的治疗中，下列选项中不妥的是

A. 主要是对症治疗

B. 对出现心功能不全的患者洋地黄用量应适当加大

C. 心功能不全时可应用减低心脏前后负荷的药物

D. 须及时有效地控制各类心律失常

E. 有心功能不全时可适量给予利尿药

【A2 型题】

4. 女，37 岁，劳累后心悸，气促 2 个月，伴腹痛 20 天。体查：胸骨左缘第 3、4 肋间可闻及收缩期吹风样杂音，心界不大，超声心动图舒张期室间隔的厚度与左室后壁之比为 1.38∶1。最可能的诊断是

A. 风心病二尖瓣关闭不全

B. 风心病二尖瓣狭窄

C. 风心病主动脉瓣狭窄

D. 风心病主动脉瓣关闭不全

E. 肥厚型心肌病

【A3/A4 型题】

（5～7 题共用题干）

男，45 岁，因晕厥被送急诊。体查：血压 120/80 mmHg。平卧位，心率 86 次/min，S_1正常，S_2稍强，L3.4，SM4/6 级收缩期喷射性杂音，双肺呼吸音清，无干湿性啰音。

5. 该病的初步诊断为

A. 主动脉狭窄

B. 肥厚型心肌病

C. 扩张型心肌病

D. 肺动脉狭窄

E. 室间隔缺损

6. 入院后第 3 天，患者病情好转后外出走动时出现心前区疼痛，其鉴别诊断不包括以下的哪一项

A. 急性胃炎

B. 不稳定型心绞痛

C. 主动脉狭窄所致的心绞痛

D. 心肌梗死

E. 主动脉关闭不全所致的心绞痛

7. 心电图检查可出现以下的哪一项特征性改变

A. 病理性中隔 Q 波（Ⅱ、Ⅲ、aVF 或 $V_4 \sim V_6$）

B. 左心房扩大

C. T 波低平与倒置

D. ST 段缺血性改变

E. 病理性中隔 Q 波（Ⅱ、Ⅲ、aVF 或 $V_4 \sim V_6$）

二、名词解释

1. 肥厚型心肌病
2. 扩张型心肌病

三、简答题

1. 原发性心肌病患者的护理诊断包括哪些？
2. 原发性心肌病健康指导的重点是什么？

四、病例分析

患者，男性，50 岁。3 年前出现劳累性心慌气短，偶尔出现下肢水肿，未经系统治疗。半个月前因上呼吸道感染引起上述症状加重而来院求治。既往体健，无烟酒嗜好无特殊病史。护理体检：T36.9℃，P125 次/min，R 30 次/min，BP90/60 mmHg。呼吸急促，口唇轻度发绀，可见颈静脉充盈怒张，双肺底有中小水泡音，心界向两侧扩大，但以左侧明显，可听到第四心音奔马律，心尖部 3/6 级收缩期吹风样杂音，HR 135 次/min，心律不齐。肝脏触诊于右锁骨中线肋缘下 2.5 cm，前正中线剑突下 5 cm。双下肢中度水肿。辅助检查：血常规 WBC 10.5×10^9/L，N0.80，L0.20。尿常规正常。超声心动图示左室扩张，左室流出道扩大，室间隔、左室后壁运动减弱。

问题：1. 请列出 3 个主要的护理诊断。

2. 请标出首优的护理诊断。

3. 请根据患者的情况制定个体化的护理措施。

参考答案

一、选择题

1. D　2. A　3. B　4. E　5. B　6. A　7. A

二、名词解释

1. 肥厚型心肌病：是以左心血液充盈受阻，舒张期顺应性下降为基本病态的原因不明的心肌病。

2. 扩张型心肌病：又称充血型心肌病，病因尚不清楚，以心脏常有附壁血栓，临床以充血性心力衰竭为主要表现，常合并心律失常，死亡率较高。

三、问答题

1. 答：护理诊断为：①心输出量减少 与心肌收缩力降低或心腔变小，发生心功能不全有关；②活动无耐力 与心肌病变使心脏收缩力减退，心搏出量减少有关。需加速心率进行代偿，久之心脏失去代偿功能，致生理耐受能力下降；③恐惧 与病程长、反复发病、治疗效果不明显、气急心慌日益加重有关。

2. 答：健康指导内容包括：①休息：心肌病患者限制体力活动甚为重要，可使心率减慢，心脏负荷减轻，心力衰竭得以缓解。当心力衰竭控制后，仍应限制活动量，促使心脏扩大得到恢复。肥厚型心肌病患者休息可使心肌做功减少，收缩下降，心室充盈量增多，减轻梗阻症状。②合理饮食：宜低盐、高维生素、富营养、少量多餐及增加粗纤维食物，避免高热量和刺激性食物。防止因饮食不当造成的水、钠潴留，心肌耗氧增加及便秘而增加心脏负荷。③避免诱发因素：扩张型心肌病患者强调避免劳累，宜较长期休息使心脏扩大减轻、心功能得以恢复，同时应避免病毒感染、乙醇中毒及其他毒素对心肌的损害。肥厚型心肌病患者须避免剧烈运动、情绪激动、突然用力放提取重物，以免心肌收缩力增加，加重流出道梗阻。减少猝死发生。④坚持药物治疗：注意洋地黄类药物的毒性反应，并定期复查.以随时调整药物剂量。⑤严密注意病情变化：症状加重时立即就医。

四、病例分析

答：

1. 护理诊断

(1)气体交换受损与心力衰竭有关。

(2)体液过多 与心力衰竭引起的钠水潴留有关。

(3)活动无耐力 与心肌病变使心脏收缩力减退，心搏出量减少有关。

2. 首优的护理诊断

气体交换受损与心力衰竭有关。

3. 护理措施

(1)改善呼吸，增进舒适：给予半卧位和氧气吸入，指导患者有效的呼吸技巧，每2 h协助患者翻身1次。密切观察心率、心律、血压、呼吸的变化，必要时进行心电监护。心衰者低盐饮食。做好防寒保暖，预防感冒和上呼吸道感染，严格无菌操作。

(2)改善心输出量：监测患者周围血管灌流情况，如脉搏、皮肤温度、皮肤颜色、毛细血管充盈等；监测左心衰竭和右心衰竭的征象；让患者卧床休息，限制活动；遵医嘱严格限制液体治疗，遵医嘱给予利尿药，并监测有无电解质紊乱。

(3)心理护理。

第九节　心包疾病患者的护理

一、选择题

【A1 型题】

1. 缩窄性心包炎最常见的病因为
A. 病毒感染
B. 结核病
C. 遗传
D. 化脓性感染
E. 异物进入心包
2. 心包大量积液的体征不包括
A. 心包摩擦音增强
B. 肝肿大
C. 颈静脉怒张
D. 奇脉
E. 下肢浮肿
3. 纤维蛋白性心包炎的典型体征是
A. 胸腹水
B. 奇脉
C. 心音遥远
D. 心音分裂
E. 心包摩擦音
4. 大量心包积液时，患者为减轻压迫症状常取的体位为
A. 平卧位
B. 半卧位
C. 右侧卧位
D. 左侧卧位
E. 前倾坐位
5. 病毒性心肌炎若出现大量心包积液，采取的治疗措施那项不正确
A. 减少活动以减少渗出
B. 利尿药
C. 心包穿刺引流
D. 大剂量抗生素
E. 激素

【A3/A4 型题】

（6 ~ 7 题共用题干）

患者男，18 岁，1 个月前偶感风寒后持续低热，伴心悸、气促、下肢水肿 1 周。查体血压 90/70 mmHg，颈静脉怒张，心界向两侧扩大，心音弱，肝肋下 3 cm。双下肢水肿。超声心动图心包腔内液性暗区 1.0 cm。X 线片心影向两侧扩大。

6. 最可能的诊断

A. 充血性心衰

B. 风湿热

C. 肥厚型心肌病

D. 病毒性心肌炎

E. 心包积液

7. 为了确诊还应行什么检查

A. 超声心动图

B. 同位素核素检查

C. 冠脉造影

D. 血培养

E. 心包穿刺抽液检查

二、名词解释

Duroziez 征

三、简答题

急性心包炎主要临床症状是什么？主要体征是什么？

参考答案

一、选择题

1. E　2. C　3. A　4. B　5. A　6. E　7. E

二、名词解释

Duroziez 征：即双重来回性动脉杂音，为主动脉瓣关闭不全的外周血管征象之一。当听诊器放在大动脉(股动脉)上并轻加压力时，可同时听到血管内血液倒流而产生的舒张期杂音和因听诊器胸件压迫造成的正常收缩期杂音。

三、问答题

答：(1)症状：心前区疼痛、呼吸困难。

(2)体征：心包摩擦音、心包积液征。

（周正翔）

第三章　消化系统疾病患者的护理

第一节　消化系统疾病患者常见症状体征的护理

一、选择题

【A1 型题】

1. 分泌盐酸与内因子的是
A. 壁细胞
B. 主细胞
C. 黏液细胞
D. G 细胞
E. D 细胞
2. 内因子的缺乏会影响下列哪种物质的吸收
A. 脂肪
B. 蛋白质
C. 维生素 A
D. 维生素 D
E. 维生素 B_{12}
3. 小肠是人体消化吸收的主要场所，食物在小肠存留的时间一般为
A. 2 ~ 3 小时
B. 4 ~ 6 小时
C. 3 ~ 8 小时
D. 10 ~ 12 小时
E. 24 小时
4. 人体最大的消化腺是
A. 胰腺
B. 唾液腺
C. 肝脏
D. 肠腺

E. 胃腺

5. 呕吐物为宿食多见于

A. 低位肠梗阻

B. 胆囊炎

C. 慢性胃炎

D. 胃癌

E. 幽门梗阻

6. 呕吐物有粪臭味多见于

A. 低位肠梗阻

B. 食物中毒

C. 慢性胃炎

D. 胃癌

E. 幽门梗阻

7. 幽门梗阻呕吐的特点不包括

A. 餐后 6 ~ 12 h

B. 量大

C. 含酸性发酵宿食

D. 吐后轻松

E. 呕吐呈喷射状

8. 中枢性呕吐的特点不包括

A. 呕吐呈喷射状

B. 吐后轻松感

C. 无恶心先兆

D. 伴剧烈头痛

E. 呕吐与饮食无关

9. 幽门梗阻所致呕吐常发生于

A. 晨起时

B. 睡前

C. 进食后即刻

D. 改变体位时

E. 进食后 6 ~ 12 小时

10. 上消化道出血患者粪便隐血试验阳性提示 24 小时失血量至少

A. 5 mL 以上

B. 10 mL 以上

C. 20 mL 以上

D. 50 mL 以上

E. 100 mL 以上

11. 上消化道出血患者出现黑便提示出血量达到了

A. 60 mL

B. 100 mL

C. 150 mL

D. 200 mL

E. 300 mL

12. 上消化道出血患者出现呕血提示胃内积血至少超过

A. 100 mL

B. 200 mL

C. 250 mL

D. 350 mL

E. 300 mL

13. 急性腹痛诊断不明的饮食应为

A. 普食

B. 流质饮食

C. 禁食

D. 半流饮食

E. 软食

14. 白陶土色大便常见于

A. 禁食患者

B. 肝细胞性黄疸

C. 溶血性黄疸

D. 胆汁淤积性黄疸

E. 严重腹泻患者

15. 显性黄疸者提示血胆红素至少超过

A. 22.1 μmol/L

B. 25.6 μmol/L

C. 42.2 μmol/L

D. 31.4 μmol/L

E. 34.2 μmol/L

16. 对严重呕血患者下述饮食护理措施正确的是

A. 暂禁食

B. 温热的流食

C. 温凉的流食

D. 软食

E. 普食

17. 一护士对腹泻患者的饮食指导，以下哪项不合适

A. 摄取营养丰富、低脂肪、易消化、少纤维食物

B. 适当补充水分和食盐

C. 根据病情采取禁食

D. 多吃韭菜、芹菜等粗纤维食物

E. 避免刺激性强的调味品

18. 患者持久而剧烈的呕吐不会引起

A. 脱水

B. 低钾血症

C. 低氯血症

D. 代谢性酸中毒

E. 营养不良

19. 护理恶心呕吐患者，以下护理措施不妥的是

A. 协助患者采取合适体位

B. 及时清理呕吐物

C. 嘱咐患者缓慢深呼吸

D. 注意观察有无呛咳和窒息表现

E. 禁食

20. 与呕吐无关的护理诊断是

A. 电解质紊乱

B. 营养不良：低于机体需要量

C. 体液过多

D. 有窒息的危险

E. 活动无耐力

21. 护理腹泻患者不妥的措施是

A. 注意腹部保暖

B. 嘱患者多饮水

C. 每次便后肛周涂凡士林软膏

D. 应用止泻药后注意腹泻控制后及时停药

E. 全身症状明显应卧床休息

22. 胃十二指肠溃疡急性大出血的患者，以下哪些护理措施不妥

A. 禁食

B. 监测生命体征

C. 遵医嘱输液、输血

D. 遵医嘱使用止血药

E. 可用双气囊三腔管压迫止血

23. 有关呕血与黑便的叙述，下列哪项是正确的

A. 呕血一般不伴黑便

B. 黑便一定伴呕血

C. 上消化道出血仅有呕血

D. 下消化道出血仅有黑便

E. 出血量至少在 5 mL 以上才会有黑便

24. 上消化道出血的特征性表现是

A. 头痛

B. 呕血、黑便
C. 头痛、头晕
D. 乏力
E. 恶心、呕吐
25. 上消化道出血最严重的临床表现是
A. 呕血、黑便
B. 头晕、乏力
C. 发热
D. 周围循环衰竭
E. 恶心、呕吐
26. 评估恶心呕吐患者，错误的认识是
A. 持久而剧烈的呕吐可致脱水
B. 长期呕吐可致营养障碍
C. 呕吐对人体不利，必须立即制止
D. 恶心严重时可伴有心动过缓
E. 个别患者呕吐物中可混有粪便
27. 慢性腹泻指腹泻至少超过
A. 2 个月
B. 1 个月
C. 2 周
D. 6 个月
E. 1 年
28. 下列哪项属上消化道出血停止的指标
A. 柏油样便变稀
B. 脉搏细速
C. 肠鸣音亢进
D. 口渴
E. 尿量 > 30 mL/h
29. 对频繁呕吐患者的护理措施错误的是
A. 取头低足高位防止吸入性肺炎
B. 呕吐停止嘱其漱口
C. 及时清理被污染的衣被、床褥
D. 观察电解质变化
E. 止吐剂应用后需卧床休息
30. 腹泻患者最适宜的饮食为
A. 高脂饮食
B. 高糖饮食
C. 低胆固醇饮食
D. 低脂少渣饮食

E. 高纤维饮食

【A2 型题】

31. 患者，男，53 岁。因腹泻就诊，粪便呈油腻状，多泡沫、含食物残渣、有恶臭，腹泻的原因可能为

A. 结肠性腹泻

B. 小肠性腹泻

C. 小肠吸收不良

D. 痢疾

E. 结肠癌

32. 患者，男，有消化性溃疡病史，今晨排出柏油样大便。出现柏油样大便的原因是

A. 十二指肠溃疡出血

B. 溃疡性结肠炎

C. 痢疾

D. 结肠癌

E. 胃穿孔

33. 患者，女，60 岁。有肝硬化病史，今晨呕血 3 次，每次约 300 mL 左右，黑稀便 1 次，约 300 g。查脉搏 106 次/min、呼吸 22 次/min、血压 80/50 mmHg。护士应采取的首要护理措施是

A. 安定情绪

B. 吸氧

C. 建立静脉通路

D. 准备双气囊三腔管

E. 迅速配血

二、名词解释

1. 腹泻
2. 黑便
3. 呕血
4. 黄疸
5. 隐性黄疸

三、简答题

1. 简述呕吐的对症护理要点。
2. 简述幽门梗阻呕吐的特点。
3. 简述腹泻患者的饮食护理要点。

参考答案

一、选择题

1. A　2. E　3. C　4. C　5. E　6. A　7. E　8. B　9. E　10. A　11. A　12. C　13. C　14. D　15. E　16. A　17. D　18. D　19. E　20. C　21. C　22. E　23. E　24. B　25. D　26. C　27. A　28. E　29. A　30. D　31. C　32. A　33. C

二、名词解释

1. 腹泻：指排便次数增多，粪质稀薄，或带有黏液、脓血、未完全消化的食物。

2. 黑便：上消化道出血后血液流入肠道，血红蛋白的铁质在肠道经硫化物作用，形成黑色硫化铁，随大便排出而致黑便。

3. 呕血：当上消化道出血时，胃内或反流入胃内的血液，经口腔呕出称呕血。

4. 黄疸：指各种原因导致胆色素代谢障碍致血中胆红素含量增高，使巩膜、黏膜和皮肤染成黄色。

5. 隐性黄疸：当血胆红素在 17.1 ~ 34.2 μmol/L 时，肉眼不能发现黄疸称隐性黄疸。

三、简答题

1. 答：呕吐的对症护理要点：①体位：协助坐位或侧卧位，头偏一侧，昏迷患者及时吸出口腔呕吐物，避免呕吐物吸入气道而致窒息。②指导患者进行缓慢的深呼吸，减轻恶心呕吐。③配合医生针刺内关、足三里等穴位，或遵医嘱给甲氧氯普胺（胃复安）、多潘立酮（吗丁啉）等止呕药物。④呕吐停止后及时给患者漱口，清洁口腔时，注意避免刺激舌、咽、上腭等，以防诱发恶心、呕吐。及时清理被污染的床铺、衣被等；开窗通风。⑤疑有肠梗阻时，禁食、禁水并进行胃肠减压。对不能经口摄取营养和水、电解质的患者，应静脉输液补充。

2. 答：幽门梗阻呕吐的特点：①呕吐的发生与饮食有关，常发生于餐后 6 ~ 12 小时，呕吐量大；②呕吐物为含酸性发酵宿食；③吐后轻松感。

3. 答：腹泻患者的饮食护理要点：①宜给予低脂、低纤维清淡易消化的营养丰富饮食，适当补充水分和食盐。②根据病情采取禁食，逐渐过渡到流质、半流质、软食以至普通饮食；③避免食用茄子、韭菜、芹菜、酸性食物和碳酸类饮料等多纤维、易胀气的食物及刺激性强的调味品，以免刺激肠黏膜，引起肠蠕动亢进而加重腹泻。

第二节　胃炎患者的护理

一、选择题

【A1 型题】

1. 慢性胃炎患者应避免口服

A. 链霉素
B. 庆大霉素
C. 泼尼松
D. 多潘立酮(吗丁啉)
E. 甲氧氯普胺(胃复安)
2. 慢性胃炎临床表现一般不包括
A. 食欲不振
B. 餐后腹胀
C. 恶心呕吐
D. 反酸嗳气
E. 规律性上腹痛
3. 抗酸药合理的服药时间是
A. 饭前 2 小时
B. 饭前 1 小时
C. 饭后 1 小时
D. 饭后 2 小时
E. 疼痛发作时
4. 慢性胃窦炎最主要的病因是
A. 胆汁反流
B. 吸烟
C. 过度饮酒
D. 幽门螺杆菌感染
E. 自身免疫反应
5. 慢性胃炎的饮食护理错误的是
A. 清淡易消化
B. 高热量
C. 高蛋白
D. 高维生素
E. 高纤维素
6. 慢性胃炎伴恶性贫血注意补充维生素
A. 维生素 A
B. 维生素 C
C. 维生素 D
D. 维生素 B_{12}
E. 维生素 E
7. A 型胃炎致恶性贫血予以维生素 B_{12} 治疗，给药途径宜为
A. 肌内注射
B. 口服
C. 皮下注射

D. 静脉注射
E. 静脉滴注
8. 慢性胃炎胃酸低者的下列食物宜选用
A. 牛奶
B. 面包
C. 油炸食物
D. 浓肉汤
E. 烧烤食物
9. 慢性胃炎胃酸高者饮食应避免
A. 牛奶
B. 面包
C. 碱性食物
D. 浓肉汤
E. 高维生素食物
10. 下列哪项饮食护理对慢性胃炎患者不强调
A. 富营养易消化食物
B. 少量多餐、定时定量
C. 忌酸辣、生冷、油炸食物
D. 主食以面食为主
E. 进餐时保持心情舒畅
11. 慢性胃炎的主要临床表现是
A. 消化不良
B. 节律性上腹痛
C. 呕血
D. 无节律性上腹痛
E. 贫血
12. 诊断慢性胃炎最可靠的办法是
A. 病史和临床表现
B. 纤维胃镜检查
C. 胃液分析
D. 胃肠钡餐检查
E. 血清抗体测定
13. 下列慢性胃炎的预防原则，不适当的是
A. 注意饮食卫生
B. 戒烟酒
C. 避免使用刺激性食物、药物
D. 常规服用抗生素
E. 定期胃镜检查
14. 多潘立酮不宜合用

A. 阿莫西林
B. 甲硝唑
C. 奥美拉唑
D. 阿托品
E. 枸橼酸铋钾

15. 急性胃炎的病因不包括
A. 急性应激
B. 理化因素
C. 生物因素
D. 血管因素
E. 精神因素

16. 有关急性胃炎治疗护理措施错误的是
A. 应用多潘立酮
B. 应用硫糖铝
C. 应用阿司匹林
D. 饮食清淡
E. 流质饮食

17. 急性应激导致的急性胃炎主要表现为
A. 恶心呕吐
B. 上腹隐痛
C. 上腹胀痛
D. 食欲减退
E. 上消化道出血

【A2 型题】

18. 患者，男，70 岁，近日常感上腹隐痛。食欲减退、餐后饱胀，医生建议行胃镜检查，检查结果是：慢性胃炎，医生嘱其口服 1% 稀盐酸，对于该患者进行的护理措施错误的是
A. 缓解身心不适
B. 应给予富有营养、易消化、适合患者口味的饮食，并少量多餐
C. 注意饮食卫生
D. 忌暴饮暴食、饮烈性酒、吸烟
E. 稀盐酸直接口服，不可稀释

19. 患者，男，35 岁。上腹部饱胀不适、食欲减退 10 个月余。胃镜检查示：胃窦部黏膜呈红白相间，以红为多、黏液较多，活检见黏膜浅层炎症细胞浸润。考虑的诊断为
A. 急性单纯性胃炎
B. 急性糜烂性胃炎
C. 慢性萎缩性胃炎
D. 慢性浅表性胃炎
E. 胃癌

20. 患者，男，45 岁。上腹部饱胀不适 10 年余，近 1 年来胀痛明显，食欲减退、体重下

降。胃镜检查示：慢性萎缩性胃炎伴重度不典型增生。治疗宜选用

A. 奥美拉唑

B. 西咪替丁片

C. 硫糖铝

D. 阿托品

E. 手术

21. 患者，女，32 岁。既往健康，无消化道疾病史。1 周前因关节疼痛服用吲哚美辛，昨日起上腹部疼痛不适，黑便 2 次，呕吐 1 次，呕吐物中有少量咖啡色物。该患者最可能的诊断是

A. 急性糜烂出血性胃炎

B. 急性腐蚀性胃炎

C. 急性萎缩性胃炎

D. 消化性溃疡

E. 慢性浅表性胃炎

二、名词解释

1. 急性胃炎
2. 慢性胃炎
3. 三联疗法

三、简答题

1. 简述慢性胃炎的饮食护理要点。
2. 口服枸橼酸铋钾的注意事项是什么？

参考答案

一、选择题

1. C　2. E　3. C　4. D　5. E　6. D　7. A　8. D　9. D　10. D　11. D　12. B　13. D　14. D　15. E　16. C　17. E　18. E　19. D　20. E　21. A

二、名词解释

1. 急性胃炎：指各种原因引起的急性胃黏膜炎症，胃黏膜有充血、水肿、糜烂、出血等改变。

2. 慢性胃炎：是由多种原因引起的胃黏膜慢性炎症或萎缩性病变。病变局限于黏膜层。

3. 三联疗法：根除 HP 感染的治疗方法，即一种胶体铋剂或一种质子泵抑制剂加上两种抗菌药物。

三、简答题

1. 答：慢性胃炎的饮食护理要点：①高热量、高蛋白、高维生素，易消化的饮食，避免过咸，过甜，过辣的刺激性食物。②向患者说明饮食护理的重要性，指导其改进烹饪技巧，变换食物的色、香、味，刺激食欲。③鼓励患者少量多餐，饮食宜少渣，温热。少量出血者可给米汤等流食中和胃酸。急性大出血者禁食。④胃酸低者食物应完全煮熟后食用，以利于消化吸收，并给刺激胃酸分泌的食物，如肉汤、鸡汤等；高胃酸者应避免进酸性、多脂肪食物。

2. 答：口服枸橼酸铋钾的注意事项：①宜在餐前半小时服用；②可使齿、舌变黑，指导患者用吸管吸入；③向患者解释服药后出现便秘和大便呈黑色是药物的反应，不必恐慌，停药后自行消失；④少数患者有恶心、一过性的血清转氨酶升高等，极少出现急性肾衰竭。定期检查肝、肾功能。

第三节　消化性溃疡患者的护理

一、选择题

【A1 型题】

1. 消化性溃疡主要致病因素是
A. 胆汁反流
B. 精神紧张
C. 幽门螺杆菌感染
D. 氧自由基
E. 药物刺激

2. 消化性溃疡的主要症状是
A. 恶心
B. 呕吐
C. 反酸
D. 嗳气
E. 上腹痛

3. 消化性溃疡最常见的并发症是
A. 穿孔
B. 出血
C. 幽门梗阻
D. 癌变
E. 感染

4. 下列抑制胃酸作用最强的药物是
A. 西咪替丁
B. 雷尼替丁

C. 阿托品
D. 硫糖铝
E. 奥美拉唑
5. 具有抗雄性激素作用，可导致男性乳房发育、阳痿、性功能紊乱的是
A. 西咪替丁
B. 雷尼替丁
C. 阿托品
D. 前列腺素
E. 法莫替丁
6. 可导致孕妇流产的药物是
A. 西咪替丁
B. 奥美拉唑
C. 雷贝拉唑
D. 前列腺素
E. 枸橼酸铋钾
7. 治疗消化性溃疡药物中，能使粪便发黑的是
A. 枸橼酸铋钾
B. 氢氧化铝
C. 硫糖铝
D. 西咪替丁
E. 阿莫西林
8. 消化道溃疡患者进餐应有规律，主食应以何为主
A. 流质(如牛奶)
B. 半流质(如稀饭)
C. 普通饮食不忌嘴
D. 面食
E. 杂粮
9. 消化性溃疡患者在何种条件下疼痛节律会改变或消失
A. 疲劳时
B. 饮酒时
C. 受凉时
D. 焦虑时
E. 癌变时
10. 以下各因素中，对消化性溃疡发病起决定作用的是
A. 胃酸、胃蛋白酶增高
B. 吸烟
C. 饮食失调
D. O 型血型者
E. 全身性疾病

11. 胃溃疡患者典型的疼痛规律是
A. 疼痛—进食—缓解
B. 进食—疼痛—缓解
C. 疼痛—禁食—疼痛
D. 疼痛—便意—便后缓解
E. 便意—疼痛—便后缓解

【A2 型题】

12. 患者，女，58 岁。诊断为消化性溃疡，出院时咨询有关食用汤类中哪种对她较适宜
A. 咖喱牛肉汤
B. 菜末蛋花汤
C. 榨菜肉丝汤
D. 老母鸡汤
E. 竹笋肉汤

13. 患者，男，57 岁，有胃溃疡病史。近日来上腹部疼痛加剧，医嘱做粪便隐血试验，应给患者哪一组菜谱
A. 卷心菜、五香牛肉
B. 菠菜、红烧青鱼
C. 茭白、鸡蛋
D. 油豆腐、鸡血汤
E. 青菜、炒猪肝

14. 患者，女，45 岁。因上腹疼痛、反酸入院，诊断为消化性溃疡。治疗期间由于饮食不当并发大出血，此时不会出现
A. 呕吐
B. 黑便
C. 昏厥
D. 休克
E. 上腹痛加重

15. 患者，男，60 岁。消化性溃疡住院治疗，护士指导其饮食宜少量多餐的意义是
A. 减少对胃刺激
B. 中和胃酸
C. 减轻腹痛
D. 避免胃窦部过度扩张
E. 促进消化

16. 患者，男，60 岁，胃溃疡病史 15 年，常于餐后出现中上腹疼痛，服氢氧化铝可缓解。近一年来疼痛不似从前有规律，且服氢氧化铝也难缓解，伴消瘦，来诊。查：大便隐血阳性，最可能的诊断是
A. 胃溃疡伴溃疡出血
B. 胃十二指肠溃疡出血
C. 胃癌出血

D. 慢性胃炎出血

E. 食管静脉曲张破裂出血

17. 患者，女性，30 岁。3 个月前出现进食后上腹部胀痛，夜间常痛醒，进食后可缓解，今进食后感上腹饱胀，频繁呕吐宿食。初步诊断为

A. 胃溃疡伴出血

B. 十二指肠溃疡伴幽门梗阻

C. 胃癌

D. 急性胃炎

E. 胃溃疡伴幽门梗阻

18. 患者，男，50 岁。有溃疡病史 5 余年。突然出现呕血约 600 mL，伴有黑便，急诊入院。查体：神志清楚，血压 96/60 mmHg，心率 110 次/每 min。以下护理措施中正确的是

A. 平卧位，头略抬高

B. 三腔二囊管压迫止血

C. 呕吐时头偏向一侧，防止误吸和窒息

D. 快速滴入血管加压素

E. 暂时给予流质饮食

19. 患者，女，55 岁。5 年来常出现左上腹痛，常在进食后疼痛，先后曾呕血 2 次，胃肠钡餐检查未发现明显异常，体检仅上腹压痛，该患者最有可能的诊断是

A. 胃癌

B. 胃溃疡

C. 慢性胃炎

D. 肠梗阻

E. 十二指肠溃疡

20 患者，男，55 岁。反复上腹痛 10 余年，近 3 个月疼痛加重，检查示胃酸缺乏，进一步的诊疗方案首选

A. X 线钡餐检查

B. 三联疗法

C. 胃镜检查及组织活检

D. 大便隐血试验

E. 幽门螺杆菌检查

21. 患者，男，50 岁。上腹部间歇规律性疼痛 3 年，多于进餐后半小时发作，持续 2 小时左右缓解，劳累时易发作。根据患者的症状，首选的检查方法是

A. 大便隐性试验

B. 胃镜检查

C. 幽门螺杆菌检查

D. X 线钡餐检查

E. B 超检查

22. 患者，男，45 岁。有消化道溃疡病史 6 余年，突发上腹部剧痛 3 小时，伴大汗淋漓，烦躁不安，服用制酸剂不能缓解，考虑有溃疡穿孔的可能。下列选项中最有助于判断穿孔的

体征是

A. 腹部叩诊鼓音

B. 肠鸣音消失

C. 腹部移动性浊音阳性

D. 腹式呼吸减弱

E. 腹肌紧张

23. 患者，男，44 岁。上腹部节律性疼痛 5 年，常于过度劳累后诱发。今吃山芋后疼痛加剧，突然呕血约 600 mL。查体：血压 90/60 mmHg，巩膜无黄染，上腹部无压痛，未触及肝脾。根据目前患者的情况，该患者最有可能诊断是

A. 食管胃底静脉曲张破裂出血

B. 原发性肝癌

C. 溃疡癌变

D. 溃疡并发出血

E. 溃疡并发穿孔

【A3 型题】

(24 ~ 26 题共用题干)

患者，男，45 岁。胃溃疡病史 6 年，今于饱餐后突然出现上腹剧烈疼痛，腹肌紧张，压痛，反跳痛，肝浊音界消失。

24. 根据患者病情可判断为

A. 并发急性穿孔

B. 并发慢性穿孔

C. 并发幽门梗阻

D. 溃疡癌变

E. 急性胆囊炎

25. 该患者的护理措施错误的是

A. 进流质饮食维持营养

B. 立即通知医生

C. 做好术前准备

D. 床头抬高 45°

E. 迅速建立静脉通道

26. 经治疗后患者病情稳定医嘱出院，护士给该患者健康指导下列错误的是

A. 注意饮食规律

B. 保持心情舒畅

C. 避免进食刺激性食物

D. 可以食用酸性药物或食物以促进食欲

E. 禁饮浓茶

(27 ~ 31 题共用题干)

患者，男，患消化性溃疡 10 余年，饮酒 30 分钟后出现剧烈上腹部疼痛，伴恶心、呕吐，面色苍白、冷汗。生命体征：T38.7℃，P102 次/min，R22 次/min，BP80/50 mmHg。腹部体

查：全腹压痛，反跳痛，呈“板状腹”。

27. 考虑该患者发生了

A. 急性肠梗阻

B. 急性胆囊炎

C. 胃癌

D. 溃疡并发急性穿孔

E. 溃疡并发幽门梗阻

28. 该患者最易出现的心理反应是

A. 焦虑、恐惧

B. 忧虑、压抑

C. 兴奋、烦躁

D. 依赖、被动

E. 轻生念头

29. 需要做何种检查

A. 胃镜

B. 腹部 B 超

C. 腹部平片

D. X 线钡餐

E. 大便隐性试验

30. 患者最主要的护理问题是

A. 疼痛

B. 体液不足

C. 营养失调

D. 缺乏防止疾病复发的知识

E. 有感染的危险

31. 此时首要护理措施为

A. 立即用镇痛药

B. 立即输血

C. 禁食和胃肠减压

D. 安慰并陪伴患者

E. 立即补液

（32 ~ 34 题共用题干）

患者，男，45 岁，长途货车司机。间歇性上腹痛 3 年，有嗳气，反酸，食欲缺乏，冬春季节较常发作。近 1 周长途货运未休息好、饮食不规律，今晨腹痛加剧，突然呕血 300 mL。

32. 该患者呕血的原因，最有可能的是

A. 慢性胃炎

B. 消化性溃疡

C. 胃癌

D. 胃肠道黏膜糜烂

E. 食管－胃底静脉曲张破裂出血

33. 为确诊应首选

A. X 线钡餐检查

B. 超声检查

C. 大便隐血实验

D. 纤维内镜检查

E. 胃液检查

34. 最适宜采取何种治疗

A. 禁食

B. 流质饮食＋输液＋法莫替丁

C. 禁食＋胃肠减压

D. 禁食＋输血治疗

E. 输血治疗＋血管加压素

（35～38 题共用题干）

患者，男，60 岁。胃溃疡病史 15 余年。近半个月来，上腹部胀满不适，反复呕吐带酸臭味的宿食，呕吐后患者自觉胃部较舒适。查体：上腹部膨隆，可见胃型和蠕动波，手拍上腹部可闻及振水音。

35. 胃溃疡的好发部位是

A. 贲门部

B. 幽门部

C. 胃大弯

D. 胃小弯

E. 胃窦部

36. 该患者发生了

A. 胃溃疡并发急性穿孔

B. 胃溃疡复发

C. 肠梗阻

D. 胃溃疡合并十二指肠溃疡

E. 胃溃疡并发幽门梗阻

37. 下列不符合胃溃疡临床特点是

A. 餐后痛

B. 进食后疼痛不能缓解

C. 疼痛节律较十二指肠溃疡明显

D. 抗酸治疗后易复发

E. 易并发急性大出血

38. 此时对患者最有效的护理措施是

A. 静脉补液

B. 绝对卧床休息

C. 禁食、洗胃、胃肠减压

D. 解痉

E. 心理护理

（39～43 题共用题干）

患者，男，54 岁。突发左上腹部刀割样剧痛 3 小时，伴恶心，呕吐来院急诊。体检：体温 36.1℃，血压 85/50 mmHg，脉搏 120 次/min。患者呈急性痛苦面容，蜷曲位。腹式呼吸减弱，全腹有明显的压痛和反跳痛，以上腹部最为明显，腹肌紧张，呈“板状腹”，肝浊音界缩小，肠鸣音消失。既往有胃溃疡病史。

39. 依据患者目前病情，首先考虑的诊断是

A. 急性胆囊炎穿孔

B. 胃溃疡急性穿孔

C. 坏疽性阑尾炎

D. 绞窄性肠梗阻

E. 急性胰腺炎

40. 为明确诊断，首选的检查是

A. 胃镜检查

B. 腹部 X 线检查

C. 胃酸测定

D. B 型超声

E. CT

41. 下列哪项不是该病的诱因

A. 服用降压药

B. 刺激性食物

C. 过度劳累

D. 情绪波动

E. 服用激素类药物

42. 该患者的护理措施中，不正确的是

A. 半卧位

B. 禁饮食

C. 持续胃肠减压

D. 静脉输液

E. 应用抗菌药

43. 该患者非手术治疗时的护理，不正确的是

A. 定时测量血压，脉搏

B. 准确记录出入液量

C. 有效的胃肠减压

D. 禁食，静脉输液

E. 可予少量饮水

二、名词解释

消化性溃疡

三、简答题

1. 消化性溃疡疼痛的特点有哪些?

2. 消化性溃疡的并发症有哪些?

3. 幽门梗阻特征性表现有哪些?

参考答案

一、选择题

1. C 2. E 3. B 4. E 5. A 6. D 7. A 8. D 9. E 10. A 11. B 12. B 13. C
14. E 15. D 16. C 17. B 18. C 19. B 20. C 21. B 22. E 23. D 24. A 25. A
26. D 27. D 28. A 29. C 30. A 31. C 32. B 33. D 34. B 35. D 36. E 37. D
38. C 39. B 40. B 41. A 42. E 43. E

二、名词解释

消化性溃疡：指胃和十二指肠黏膜被胃液消化而引起的慢性溃疡。

三、简答题

1. 答：消化性溃疡疼痛的特点：(1) 慢性疼痛；(2) 周期性发作；(3) 节律性疼痛：①十二指肠溃疡疼痛的节律特点：疼痛 – 进餐 – 缓解。②胃溃疡疼痛的节律特点：进餐 – 疼痛 – 缓解。

2. 答：消化性溃疡的并发症有：①出血；②穿孔；③幽门梗阻；④癌变。

3. 答：幽门梗阻特征性表现：上腹饱胀和逆蠕动的胃型，空腹时检查胃内有振水音及抽胃液量超过 200 mL。

第四节　胃癌患者的护理

一、选择题

【A1 型题】

1. 下列哪种现象要警惕胃癌

A. 上腹有规律的疼痛

B. 反复返酸、嗳气

C. 胃酸增多

D. 大便隐血试验持续阳性

E. 抗壁细胞抗体阴性

2. 目前胃癌最可靠的诊断手段是

A. 大便隐血试验

B. X 线钡餐检查

C. 胃镜 + 组织活检

D. 胃酸分析

E. 抗壁细胞抗体和抗内因子抗体

3. 进展期胃癌最早出现的症状是

A. 上腹痛

B. 饱胀感

C. 呕血

D. 恶心、呕吐

E. 黑粪

【A3 型题】

（4 ~ 10 题共用题干）

患者，男，60 岁，胃溃疡病史 15 年，常于餐后出现中上腹疼痛，服抗酸药可缓解。近 3 个月疼痛不似从前有规律，服抗酸药疗效不佳，3 天前出现黑便。近 1 个月体重下降明显。

4. 该患者出现黑便的可能原因是

A. 胃溃疡出血

B. 胃癌出血

C. 胃溃疡并十二指肠溃疡出血

D. 痔疮出血

E. 直肠出血

5. 为明确诊断，首选下列哪项检查

A. 大便隐血试验

B. 纤维胃镜

C. 腹部 B 超

D. X 线钡餐

E. 胃液分析

6. 该病的发生与下列哪项因素有关

A. 进食腌制食物

B. 胃溃疡

C. 遗传

D. 内分泌失调

E. 幽门螺杆菌感染

7. 胃癌的好发部位

A. 胃窦

B. 胃小弯

C. 幽门
D. 胃体
E. 喷门
8. 胃癌的主要转移途径
A. 血性转移
B. 淋巴转移
C. 直接蔓延
D. 种植性转移
E. 浸润性转移
9. 胃癌晚期最常见的转移部位
A. 肝脏
B. 肺部
C. 大脑
D. 肾脏
E. 腹腔
10. 根治胃癌首选的治疗手段
A. 手术
B. 内镜下治疗
C. 化学治疗
D. 放射治疗
E. 免疫治疗及抗幽门螺杆菌

二、名词解释

1. Virchow 淋巴结
2. 癌前病变

三、简答题

1. 胃癌的癌前病变有哪些?
2. 胃癌患者的健康指导有哪些?

参考答案

一、选择题

1. D　2. C　3. A　4. B　5. B　6. B　7. A　8. B　9. A　10. A

二、名词解释

1. Virchow 淋巴结：胃癌远处淋巴结转移时可在左锁骨上内侧触到质硬而固定的淋巴结，称为 Virchow 淋巴结。

2. 癌前病变：易恶变的全身性或局部疾病或状态称为癌前病变。

三、简答题

1. 答：胃癌的癌前病变有：①慢性萎缩性胃炎；②腺瘤型胃息肉，息肉 >2 cm 者；③残胃炎；④恶性贫血胃体黏膜有显著萎缩者；⑤少数胃溃疡患者。

2. 答：胃癌患者的健康指导：①指导多食富含维生素 C 的新鲜水果，蔬菜，多食肉类，鱼类，豆制品和乳制品。避免高盐饮食，少进咸菜，烟熏和腌制食品。粮食储存要科学，不食霉变食物。②有癌前病变者，定期检查，以便早诊断及治疗。③指导患者保持乐观态度，情绪稳定，运用适当的心理防卫机制。④坚持体育锻炼，增强机体抵抗力。注意个人卫生，防止继发性感染。⑤定期复诊。

第五节　肠结核与结核性腹膜炎患者的护理

一、选择题

【A1 型题】

1. 肠结核多发于
A. 空肠
B. 升结肠
C. 回盲部
D. 直肠
E. 乙状结肠

2. 下列何种说法是错误的？
A. 肠结核腹痛多位于右下腹
B. 溃疡型肠结核易发生急性穿孔
C. 增生型肠结核晚期常有肠梗阻
D. 肠结核多由人型结核分枝杆菌引起
E. 结核分枝杆菌侵犯肠道主要是经口感染

3. 溃疡型结核的主要表现是
A. 常腹泻，腹痛，大便呈糊样
B. 多并发急性穿孔
C. 常发生大出血
D. 可扪及肿块
E. 多无结核中毒症状

4. 关于肠结核腹泻的特点，下列哪项不正确
A. 粪便糊状，不含黏液或脓血，不伴里急后重
B. 有时粪便出现黏液，脓液
C. 血便少见

D. 间有便秘

E. 腹泻与便秘交替是本病主要特征

5. 结核性腹膜炎的病理分型不包括

A. 溃疡型

B. 渗出型

C. 粘连型

D. 干酪型

E. 混合型

6. 下列有关结核性腹膜炎的叙述不正确的是

A. 以低热和中等热为主

B. 疼痛多位于右下腹

C. 多有腹胀腹泻

D. 多数起病缓慢

E. 可并发肠梗阻

7. 对肠结核诊断最有意义的检查方法是

A. 大便及痰液找抗酸杆菌

B. X 线钡餐灌肠检查

C. 旧结核菌素试验

D. 红细胞沉降率

E. 纤维结肠镜检查

8. 肠结核的预防应着重在哪个方面

A. 有关结核病的卫生宣传教育

B. 加强卫生监督

C. 肠外结核特别是肺结核的早期诊治

D. 提倡用公筷进餐，牛奶应经过灭菌消毒

E. 保持排便通畅

【A2 型题】

9. 患者，男，36 岁，反复右下腹部疼痛，腹泻 2 个月，大便成糊状、无黏液及脓血，每日约 3 ~4 次。X 线钡剂检查发现回盲部有跳跃征。对该患者的情况首先考虑

A. 溃疡性结肠炎

B. 肠结核

C. 上消化道出血

D. 结肠癌

E. 急性胃肠炎

10. 患者，女，33 岁，低热，便秘腹泻交替 2 余年，查：右下腹 6 cm × 5 cm 肿块，质中等，较固定，轻压痛。为明确诊断选用哪种检查方法

A. 血沉

B. 血常规

C. 结肠镜检查

D. 大便检查

E. 诊断性腹腔穿刺

【A3 型题】

（11～12 题共用题干）

11. 患者，女，28 岁，低热，腹泻，糊样便已 3 年，近 3 个月加重。查体：右下腹 5.5 cm×5 cm肿块，质中等，较固定，轻压痛。下列哪项检查有助诊断

A. 血沉

B. 血常规

C. 肠镜检查

D. X 线钡透

E. 腹试验性穿刺

12. 可能是下列哪种疾病

A. 右侧结肠癌

B. 肠结核

C. 克隆病

D. 溃疡性结肠炎

E. 血吸虫病性肉芽肿

（13～17 题共用题干）

患者，男，55 岁。诊断结核性腹膜炎。

13. 结核性腹膜炎诊断最有价值的指标是

A. 血沉加速

B. 腹部 B 超发现腹水

C. 结核菌素试验强阳性

D. 腹部 X 平片示钙化影

E. 腹水培养结核菌阳性

14. 结核性腹膜炎最常见的并发症

A. 急性肠穿孔

B. 肠出血

C. 肠瘘

D. 肠梗阻

E. 腹腔脓肿

15. 结核性腹膜炎腹水检查升高明显的酶是

A. 淀粉酶

B. 碱性磷酸酶

C. 脂肪酶

D. 单胺氧化酶

E. 腺苷脱氨酶

16. 结核性腹膜炎最具特征性体征

A. 腹部包块

B. 腹水
C. 腹壁柔韧感
D. 腹部压痛
E. 面色苍白
17. 该患者目前最主要的治疗措施
A. 手术治疗
B. 对症支持治疗
C. 休息与营养
D. 抗结核化疗
E. 糖皮质激素
(18 ~ 20 题共用题干)

患者，女，28 岁。有肠结核病史。连续加班半个月，3 天前感右下腹隐痛不适，每日排糊状便 2 ~ 3 次，排便后腹痛缓解，未引起重视未进行治疗。今腹痛加重、伴恶心呕吐、腹胀严重，无排气排便。查神志清楚，呼吸急促，心肺无阳性体征。腹部膨隆，可见肠型和肠蠕动波，肠鸣音亢进。

18. 该患者目前出现了什么情况
A. 肠结核并发肠穿孔
B. 溃疡性结肠炎
C. 肠结核复发
D. 肠结核并发肠梗阻
E. 肠麻痹
19. 该患者目前的饮食指导正确的是
A. 暂禁食
B. 流质饮食
C. 普食
D. 少渣半流质饮食
E. 高纤维食物通便
20. 该患者目前可采取的治疗措施是
A. 使用阿托品减轻腹痛
B. 手术治疗
C. 服用石蜡油通便
D. 进食高纤维食物通便
E. 生理盐水灌肠

二、名词解释

1. 肠结核
2. 结核性腹膜炎

三、简答题

肠结核的饮食护理要点是什么？

参考答案

一、选择题

1. C　2. B　3. A　4. E　5. A　6. B　7. B　8. A　9. B　10. C　11. C　12. B　13. E　14. D　15. E　16. C　17. D　18. D　19. A　20. B

二、名词解释

1. 肠结核：是由结核分枝杆菌侵犯肠道引起的慢性特异性炎症。
2. 结核性腹膜炎：是由结核分枝杆菌引起的慢性、弥漫性腹膜炎症。

三、简答题

答：肠结核的饮食护理要点：①向患者解释饮食营养的重要性。与患者及家属共同制定饮食计划，提供舒适的进食环境，促进患者食欲，保证营养摄入；②给予高热量、高蛋白、高维生素、易于消化的食物，如新鲜蔬菜、水果、鲜奶、肉类及蛋类等；③腹泻患者少食乳制品、高脂、高纤维、生冷、不易消化的食物；④便秘患者高纤维食物，如南瓜、西红柿等，注意补充水分；⑤肠梗阻的患者应禁食与胃肠减压，并给予静脉营养及水电解质；⑥严重营养不良患者遵医嘱静脉营养。

第六节　溃疡性结肠炎患者的护理

一、选择题

【A1 型题】

1. 溃疡性结肠炎最常见的临床表现是
A. 腹痛
B. 腹泻
C. 发热
D. 食欲不振
E. 贫血
2. 溃疡性结肠炎采用肾上腺皮质激素治疗，下列哪项正确
A. 只适应于暴发型
B. 可控制炎症，抑制自体免疫反应，减轻中毒症状
C. 病情控制后应立即停药
D. 停药后用免疫抑制剂，以免复发

E. 所有病例均应采用药物保留灌肠

3. 溃疡性结肠炎最重要的确诊方法是

A. 血液检查

B. 粪便常规

C. 粪便培养

D. 结肠镜检查

E. X 线钡剂灌肠检查

4. 下列有关检查中，重型或急性暴发型溃疡性结肠炎不宜做的检查项目是

A. 粪便检查

B. 血液检查

C. 结肠镜检查

D. 尿常规

E. X 线钡剂检查

【A2 型题】

5. 患者，女，36 岁。腹泻近 1 个月，每天 3 ~ 4 次，有黏液，常有里急后重，伴腹部疼痛，便后疼痛减轻。查体：左下腹轻压痛，余无特殊。对确诊有重要价值的检查是

A. 大便隐血试验

B. 血液检查

C. X 线钡剂灌肠

D. 结肠镜检查

E. 大便找结核分枝杆菌

6. 患者，男，35 岁。间断发作左下腹部疼痛伴腹泻近 2 年，每天排便 3 ~ 4 次，常有里急后重感，排便后疼痛缓解。下列检查中与本病无关的是

A. 血液检查

B. 粪便检查

C. X 线钡剂灌肠

D. B 超检查

E. 结肠镜检

7. 患者，男，45 岁。间断发作下腹部疼痛伴腹泻 4 年，每天排便 5 ~ 6 次，为脓血便，伴有里急后重，排便后疼痛缓解。抗生素治疗无效。该患者最可能的诊断是

A. 慢性腹泻

B. 结肠癌

C. 慢性细菌性痢疾

D. 肠易激综合征

E. 溃疡性结肠炎

8. 患者，男，50 岁。诊断为“溃疡性结肠炎”收住入院，每天腹泻 5 ~ 6 次，有黏液脓血便。对此患者饮食护理应注意

A. 给予易消化，富含纤维素饮食

B. 低蛋白饮食

C. 进食无渣流质或半流质饮食

D. 多进食新鲜水果

E. 多吃低盐、高脂、高热量饮食

【A3 型题】

(9 ~ 11 题共用题干)

患者，女，46 岁。间歇性腹泻排黏液脓血便 2 年，纤维结肠镜检查示：直肠、乙状结肠黏膜充血、水肿，质脆、易出血，有散在浅表溃疡。

9. 该患者最可能的诊断是

A. 结肠癌

B. 肠结核

C. 慢性细菌性痢疾

D. Crohn 病

E. 溃疡性结肠炎

10. 该患者目前最主要的护理问题是

A. 疼痛：腹痛

B. 营养失调：低于机体需要量

C. 知识缺乏

D. 潜在并发症：肠穿孔

E. 腹泻

11. 护士对其饮食指导强调不宜选用

A. 高蛋白

B. 高热量

C. 高维生素

D. 纤维素

E. 清淡易消化

(12 ~ 16 题共用题干)

患者，女，40 岁，反复脓血便 4 年余，伴腹痛，有疼痛—便意—便后缓解的规律，每日腹泻 3 ~ 4 次，查体左下腹有压痛，便细菌培养阴性

12. 明确诊断最有意义的检查是

A. 大便培养

B. 大便常规检查

C. 大便隐血检查

D. 钡灌肠造影检查

E. 结肠镜检查

13. 怎样指导患者正确留取大便标本

A. 选取中央部位的大便送检

B. 选取黏液脓血部分大便送检

C. 留取全部大便送检

D. 选取不同部位的大便送检

E. 便盆需消毒加温

14. 首选治疗药物是

A. 柳氮磺胺吡啶

B. 氟哌酸

C. 肾上腺皮质激素

D. 甲硝唑保留灌肠

E. 乳酸杆菌制剂

15. 该药物需长期维持治疗，护士应告知维持治疗时间为

A. 半年至 1 年

B. 1 ~ 2 年

C. 2 ~ 3 年

D. 3 ~ 4 年

E. 5 年以上

16. 针对该患者的饮食护理措施正确的是

A. 高维生素、高纤维素饮食

B. 低蛋白饮食

C. 高热量、高脂饮食

D. 无渣流质或半流饮食

E. 多食新鲜蔬菜与水果

二、名词解释

溃疡性结肠炎

三、问答题

简述溃疡性结肠炎急性发作期患者饮食和护理要点。

参考答案

一、选择题

1. B　2. B　3. D　4. E　5. D　6. D　7. E　8. C　9. E　10. E　11. D　12. E　13. B
14. A　15. B　16. D

二、名词解释

溃疡性结肠炎：亦称非特异性溃疡性结肠炎，是一种病因不明的慢性直肠和结肠炎性疾病。

三、问答题

答：溃疡性结肠炎急性发作期患者饮食和护理要点：①急性发作期患者因卧床休息；

②饮食上选用质软、易消化、少纤维而富于营养的食物，避免食用刺激性食物或牛奶、乳制品等；③急性发作期给予无渣流质或半流质饮食，禁食冷饮、水果及纤维多的蔬菜；④病情严重应禁食并给予胃肠外营养。

第七节　肝硬化患者的护理

一、选择题

【A1 型题】

1. 我国肝硬化的主要病因为
A. 乙醇中毒
B. 胆汁淤积
C. 慢性充血性心力衰竭
D. 病毒性肝炎
E. 以上都不对

2. 引起肝硬化最常见的肝炎类型是
A. 甲型肝炎
B. 乙型肝炎
C. 丙型肝炎
D. 丁型肝炎
E. 戊型肝炎

3. 在国外引起肝硬化的主要原因是
A. 循环障碍
B. 日本血吸虫
C. 乙醇中毒
D. 营养障碍
E. 病毒性肝炎

4. 不符合肝硬化早期症状的是
A. 恶心
B. 腹胀
C. 食欲减退
D. 经常便血
E. 呕吐

5. 肝硬化伴门静脉高压症的特征性临床表现是
A. 腹水、脾大、颈静脉怒张
B. 腹水、脾大、腹壁静脉曲张
C. 腹水、脾大、下肢静脉血栓形成
D. 腹水、脾大、门静脉癌栓形成

E. 腹水、肝大、下肢静脉曲张

6. 肝硬化失代偿期最突出的临床表现是

A. 腹水

B. 肝掌

C. 低热

D. 出血

E. 蜘蛛痣

7. 肝硬化腹水患者每日进水量限制在

A. 1500 mL

B. 1000 mL

C. 800 mL

D. 500 mL

E. 2000 mL

8. 肝硬化内分泌失调引起的表现为

A. 营养障碍

B. 出血

C. 肝掌

D. 贫血

E. 肝大

9. 肝硬化患者出现血性腹水，应首先考虑可能合并

A. 结核性腹膜炎

B. 原发性腹膜炎

C. 肝肾综合征

D. 肝硬化癌变

E. 肝性脑病

10. 肝硬化门静脉高压最突出的临床表现为

A. 厌油腻

B. 消瘦乏力

C. 牙龈出血

D. 腹水

E. 蜘蛛痣

11. 肝硬化患者的腹水性质为

A. 血性

B. 渗出液

C. 漏出液

D. 脓性

E. 乳糜液

12. 对肝硬化有确诊价值的检查是

A. 血常规检查

B. 肝功能检查
C. 影像学检查
D. 内镜检查
E. 肝穿刺活检
13. 对顽固性腹水的治疗，较好的方法是
A. 利用利尿药
B. 甘露醇导泻
C. 腹腔穿刺放水
D. 定期输新鲜血
E. 腹水浓缩回输
14. 下列何种情况易患感染
A. 红细胞减少
B. 中性粒细胞减少
C. 血小板减少
D. 淋巴细胞减少
E. 嗜酸性粒细胞减少
15. 肝硬化患者每日每公斤体重脂肪的摄入量为
A. 20 g
B. 30 g
C. 40 g
D. 50 g
E. 60 g
16. 肝硬化患者每日糖的摄入量为
A. 100 ~ 200 g
B. 200 ~ 300 g
C. 300 ~ 400 g
D. 400 ~ 500 g
E. 500 ~ 600 g
17. 肝硬化患者每日每公斤体重蛋白质的摄入量为
A. 1.0 g 以下
B. 1.0 ~ 1.5 g
C. 2.0 g
D. 2.0 ~ 2.5 g
E. 3.0 g 以上
18. 肝硬化大量腹水患者的体位
A. 平卧位
B. 半卧位
C. 侧卧位
D. 头低足高位

E. 俯卧位

19. 肝硬化患者禁食油炸、粗纤维食物是为了

A. 严格限制钠的摄入

B. 预防损伤食管黏膜而出血

C. 减少肠道氨的吸收

D. 减轻肝脏解毒功能

E. 抑制假性神经递质

20. 肝硬化腹水患者应用利尿药首选

A. 利尿酸钠

B. 呋塞米(速尿)

C. 甘露醇

D. 氢氯噻嗪

E. 螺内酯

21. 下列哪项辅助检查可直接看见肝硬化患者静脉曲张及其部位和程度

A. 食管吞钡 X 线

B. B 型超声波

C. CT

D. MBI

E. 纤维胃镜

【A2 型题】

22. 患者，男，36 岁。肝硬化病史 10 年余。近半个月来出现肝增大，持续肝区疼痛不能忍受而入院。查体：明显消瘦，腹部膨隆，移动性浊音，肝大，质硬，表面凹凸不平。考虑并发

A. 上消化道出血

B. 电解质紊乱和酸中毒

C. 原发性肝癌

D. 腹部感染

E. 肝肾综合征

23. 患者，女，68 岁，患肝硬化已有 5 年，近日发现牙龈出血、夜间睡眠时流涎呈粉红色，皮肤有许多出血点，具有尿频、尿急、腰痛就医，经检查后确认为肝硬化、脾功能亢进、全细胞减少，伴泌尿系感染。全细胞是指

A. 淋巴嗜酸细胞

B. 红细胞、白细胞及血小板

C. 杆状核及嗜酸细胞

D. 单核细胞

E. 杆状细胞

24. 患者，女，58 岁。因“腹胀，尿少 15 天”收入院，因关节炎长期服用阿司匹林，实验室检查提示乙肝两对半阳性，B 超示“肝硬化腹水”。考虑该患者肝硬化的主要原因是

A. 乙醇中毒

B. 药物中毒

C. 循环障碍

D. 营养失调

E. 病毒性肝炎

25. 患者，男，45 岁。肝硬化病史 15 年。因大量腹水入院治疗，今突然出现不明原因的发热，剧烈腹痛。触诊发现腹肌紧张，有压痛，并伴有轻度反跳痛。最可能的并发症是

A. 上消化道出血

B. 自发性腹膜炎

C. 肝性脑病

D. 穿孔

E. 肝肾综合征

26. 患者，女，63 岁。有慢性乙肝病史 10 年余，肝硬化病史 5 年，近日出现大部分时间昏睡，可唤醒，有扑翼样震颤，肌张力增加，脑电图异常。目前该患者最主要的护理问题是

A. 焦虑

B. 营养失调：低于机体需要量

C. 知识缺乏

D. 活动无耐力

E. 有受伤的危险

27. 患者，女，46 岁，有乙型肝炎病史 15 年，最近数月来常有牙龈、鼻出血，腹胀明显。为了明确诊断，下列哪项检查方法既快又准

A. 肝功能

B. 甲胎蛋白

C. X 线平片

D. B 超

E. 放射性核素

28. 患者，女，66 岁，肝硬化病史 7 年，近一周感上腹部不适，近日解柏油样便 1 次，量 300 g。查体：神志清楚，血压 90/60 mmHg，心率 110 次/min，呼吸 22 次/min。上腹部轻度压痛，移动性浊音阴性。该患者目前最主要的护理问题是

A. 焦虑　与担心疾病的预后有关

B. 潜在并发症：上消化道出血

C. 营养失调：低于机体需要量　与严重肝功能损害、摄入量不足有关

D. 有电解质紊乱的危险　与进食量不足及利尿药不良反应有关

E. 疲乏　与疾病导致的能量代谢障碍、机体营养不良有关

29. 患者，男，65 岁，肝硬化病史 30 年。查体：精神差，体形消瘦，骶尾部皮肤发红，移动性浊音阴性，双下肢无水肿。该患者目前最主要的护理问题是

A. 营养失调　与进食量少及营养吸收障碍有关

B. 焦虑　与担心疾病的程度有关

C. 体液过多　与肝硬化所致的门静脉高压、低蛋白血症及水钠潴留有关

D. 有皮肤完整性受损的危险　与营养不良、水肿、长期卧床有关

E. 潜在并发症：上消化道出血、肝性脑病、功能性肾衰竭

30. 患者，男，71 岁，肝硬化病史 20 年。为了避免诱发食管—胃底曲张静脉破裂出血，下列不正确的是

A. 避免进食粗糙食物

B. 避免食用刺激性强的调味品

C. 避免饮酒

D. 避免食用带鱼刺鱼、带骨头鸡

E. 食物宜软，多喝浓鸡汤补充营养

31. 患者，女，56 岁，患慢性迁延性乙型肝炎25 年，近1 个月来感全身明显乏力、食欲减退、腹胀、腹泻而入院。查体：面色灰暗，体形消瘦，皮肤巩膜轻度黄染，腹部呈膨隆状、移动性浊音阳性。出现移动性浊音提示腹水至少

A. 500 mL

B. 1000 mL

C. 1500 mL

D. 2000 mL

E. 3000 mL

32. 患者，女，63 岁。肝硬化病史 8 年。因大量腹水入院治疗，大量利尿放腹水后出现欣快激动、言语不清。下列有关腹水治疗与护理措施错误的是

A. 输注白蛋白

B. 饮食中限制盐的摄入

C. 应用利尿药

D. 反复大量放腹水

E. 进水量每天限制在 1000 mL 左右

【A3 型题】

（33 ~ 34 题共用题干）

患者，男，67 岁。有长期酗酒史，因肝硬化多次住院。此次因腹水和黄疸再次入院，查体：体温 36.6℃，脉搏 96 次/min，呼吸 22 次/min，血压 140/80 mmHg。

33. 根据其现病史，患者的实验结果可能有

A. 血钾增高

B. 血氨降低

C. 凝血时间延长

D. SGRT 水平降低

E. 白细胞增高

34. 目前该患者最主要的护理问题是

A. 焦虑

B. 营养失调：高于机体需要量

C. 知识缺乏

D. 活动无耐力

E. 体液过多

(35～36题共用题干)

患者，女，54岁，肝硬化病史10年，近一周出现腹胀，尿量减少。查体：神清，精神尚好，心肺叩听未发现异常，腹部呈蛙腹，移动性浊音阳性。双下肢水肿明显。

35. 该患者目前最主要的护理诊断为

A. 体液过多 与肝功能减退，门静脉高压引起水钠潴留有关

B. 焦虑 与担心疾病的程度有关

C. 潜在并发症：上消化道出血、肝性脑病

D. 活动无耐力 与肝功能减退有关

E. 有感染的危险 与病程长、免疫功能下降有关

36. 该患者服排钾利尿药时应注意

A. 小剂量、间歇用药

B. 利尿速度宜快不宜慢

C. 大剂量、持续用药

D. 每周减轻体重2 kg以上

E. 以上均不是

(37～38题共用题干)

患者，男，66岁。有肝硬化病史15年。近日食欲明显减退，黄疸加重。今晨因剧烈咳嗽突然呕咖啡色液体约1100 mL，黑稀便两次，每次量约300克，伴头晕眼花心悸。急诊入院。体检：神志清楚，面色苍白，血压80/50 mmHg，心率120次/min。

37. 该患者出血最可能的原因是

A. 消化性溃疡出血

B. 食管－胃底静脉曲张出血

C. 急性糜烂出血性胃炎

D. 应激性溃疡

E. 胃癌出血

38. 对该患者紧急处理措施中首要的是

A. 内镜检查明确病因

B. 积极补充血容量

C. 立即采取止血措施

D. 手术治疗

E. 升压药提高血压

39. 该患者可选用的止血药物是

A. 西咪替丁

B. 奥美拉唑

C. 生长抑素

D. 去甲肾上腺素

E. 酚磺乙胺

40. 该患者烦躁不安，宜选用镇静药

A. 地西泮

B. 吗啡
C. 巴比妥类
D. 氯丙嗪
E. 吩噻嗪类
41. 该患者目前最主要的护理诊断是
A. 疼痛
B. 营养失调
C. 活动无耐力
D. 体液不足
E. 有感染的危险
42. 若经过治疗，患者情况已基本稳定。下列哪项提示出血停止
A. 听诊肠鸣音 12 ~ 15 次/min
B. 黑便次数增多，粪质稀薄
C. 网织红细胞计数持续增高
D. 尿量正常，血尿素氮持续增高
E. 血压基本维持在正常水平
43. 若患者突然出现神志恍惚，嗜睡，提示可能出现
A. 消化道再出血
B. 脑出血
C. 低血容量性休克
D. 肝肾综合征
E. 肝肺综合征

二、名词解释

1. 脾功能亢进
2. 肝肾综合征

三、简答题

1. 门静脉高压的临床表现有哪些？
2. 肝硬化的并发症有哪些？最常见的是什么？最严重的是什么？
3. 肝硬化患者怎样合理饮食？

参考答案

一、选择题

1. D　2. B　3. C　4. D　5. B　6. A　7. B　8. C　9. D　10. D　11. C　12. E　13. E
14. B　15. D　16. C　17. B　18. B　19. B　20. E　21. E　22. C　23. B　24. E　25. B
26. E　27. D　28. B　29. D　30. E　31. B　32. D　33. C　34. E　35. A　36. A　37. B

38. B　39. C　40. A　41. D　42. E　43. A

二、名词解释

1. 脾功能亢进：肝硬化晚期脾大常伴有对血细胞破坏增加，使周围血中白细胞、红细胞和血小板减少，称为脾功能亢进。

2. 肝肾综合征：指肝硬化大量腹水时，由于有效循环血量不足及肾内血液重新分布等因素所致，表现为少尿或无尿，氮质血症，稀释性低钠血症和低尿钠，但肾无明显器质性损害。

三、简答题

1. 答：门静脉高压症的三大临床表现是脾大、侧支循环的建立和腹水。(1)脾大：一般为轻、中度大，有时可为巨脾。(2)侧支循环的建立和开放：①食管下段和胃底静脉曲张；②腹壁静脉曲张；③痔核形成。(3)腹水：是肝硬化功能失代偿期最为显著的临床表现。大量腹水时腹部隆起，腹壁绷紧发亮，患者常有腹胀、呼吸困难、心悸、行动困难，甚至可发生脐疝。

2. 答：(1)肝硬化的并发症有：①上消化道出血；②感染：致病菌多为革兰阴性杆菌；③肝性脑病；④原发性肝癌；⑤功能性肾衰竭；⑥电解质和酸碱平衡紊乱，常见的有低钠血症、低钾低氯血症与代谢性碱中毒。(2)最常见的并发症是上消化道出血。(3)最严重的并发症是肝性脑病。

3. 答：保证饮食营养又遵守必要的饮食限制是改善肝功能、延缓病情进展的基本措施。饮食治疗原则：高热量、高蛋白、高维生素、易消化饮食，并根据病情变化及时调整。①蛋白质：是肝细胞修复和维持血浆清蛋白正常水平的重要物质基础，需保证其摄入量。来源以豆制品、鸡蛋、牛奶、鱼、鸡肉、瘦猪肉为主。血氨升高时应限制或禁食蛋白质，待病情好转后再逐渐增加摄入量，并选择植物蛋白。②维生素：新鲜蔬菜和水果。如西红柿，柑橘。③限制水钠：有腹水者应低盐或无盐饮食，氯化钠限制在每日 1.2～2.0 g，进水量限制在每日 1000 mL。钠较少的食物有：粮谷类、瓜茄类、水果等。④避免损伤曲张静脉：食管－胃底静脉曲张者应食菜泥、肉末、软食，进食时细嚼慢咽，咽下的食团宜小且外表光滑，药物应磨成粉末，以防损伤曲张的静脉导致出血。

第八节　原发性肝癌患者的护理

一、选择题

【A1 型题】

1. 原发性肝癌的主要病因是

A. 胆道感染

B. 肝炎后肝硬化

C. 酒精性肝硬化

D. 血吸虫性肝硬化

E. 肝脏良性肿瘤

2. 下列哪项是原发性肝癌的促进因素

A. 肝硬化

B 黄曲霉毒素

C. 饮用水污染

D. 乙型肝炎病毒

E. 大量饮酒

3. 原发性肝癌肝区疼痛性质为

A. 剧痛

B. 灼痛

C. 阵发性疼痛

D. 间歇性隐痛

E. 持续性胀痛或钝痛

4. 原发性肝癌患者肝区疼痛的主要原因是

A. 肝纤维化

B 肝实质塌陷

C. 肝包膜被牵拉

D. 癌肿压迫胆道

E. 门静脉癌栓阻塞

5. 原发性肝癌患者突然腹部剧痛及腹膜刺激征

A. 肝癌腹膜移位

B. 肝癌结节破裂

C. 急性胃穿孔

D. 急性胆囊炎

E. 急性胰腺炎

6. 原发性肝癌患者最突出的体征是

A. 腹水是血性

B. 腹膜刺激征

C. 肝脏进行性肿大

D. 黄疸与发热

E. 腹壁静脉曲张

7. 原发性肝癌最早、最常见的转移方式是

A. 淋巴转移

B. 肝内血行转移

C. 肝外血行转移

D. 种植转移

E. 直接蔓延

8. 原发性肝癌肝外血行转移最多见于

A. 肺

B. 骨
C. 肾
D. 脑
E. 皮肤
9. 用于原发性肝癌普查和早期诊断的肿瘤标记物是
A. AST
B. AFU
C. ALT
D. ALP
E. AFP
10. 根治原发性肝癌最好的方法是
A. 冷冻治疗
B. 化学治疗
C. 手术治疗
D. 放射治疗
E. 免疫治疗
11. 原发性肝癌患者的饮食宜
A. 高蛋白、高脂肪
B. 高蛋白、高糖
C. 高脂肪、高糖
D. 高蛋白、低维生素
E. 高蛋白、高维生素
12. 关于原发性肝癌，健康教育下列哪项错误
A. 保持乐观情绪
B. 高脂、高热量饮食
C. 不吃霉变食物
D. 不饮酒、不吸烟
E. 预防肝炎
【A2 型题】
13. 患者，男，50 岁，诊断原发性肝癌 4 个月，近日肝区胀痛难忍，用什么方法减轻患者痛苦较好
A. 给予镇痛药物
B. 采取放疗、化疗等综合措施
C. 舒适环境和体位
D. 保持较好的心理状态
E. 教会患者放松技巧，鼓励参与可转移注意力的活动
14. 患者，男，46 岁。肝硬化病史 13 年。近半个月来出现肝增大，持续肝区疼痛而入院。查体：明显消瘦，腹部膨隆，移动性浊音(+)，肝大，质硬，表面凹凸不平。考虑并发
A. 上消化道出血

B. 电解质紊乱和酸中毒

C. 原发性肝癌

D. 腹部感染

E. 肝肾综合征

15. 患者，女，60 岁，诊断原发性肝癌已 3 年，下列哪项临床表现在肝癌晚期出现

A. 肝掌

B. 蜘蛛痣

C. 乏力

D. 黄疸

E. 食欲减退

16. 患者，男，57 岁，原发性肝癌已确诊 2 年，近半个月出现发热、咳嗽、咳少量黄色脓痰。查体：体温 38.5C，双肺呼吸音粗糙。该患者目前最有可能的护理问题是

A. 有感染的危险　与长期消耗及化疗、放疗致白细胞减少、抵抗力下降有关

B. 知识缺乏：缺乏对放疗和化疗所致不良反应的知识

C. 预感性悲哀　与临近死亡有关

D. 疼痛：肝区痛　与肿瘤增长迅速、肝包膜被牵拉有关

E. 营养失调：低于机体需要量　与化疗引起的胃肠道反应、恶性肿瘤对机体消耗有关

17. 患者，男，69 岁，近半个月感右上腹胀痛，经医院检查确诊为原发性肝癌晚期后，患者情绪低落、沉默寡言、不思饮食。该患者目前最主要的护理问题是

A. 疼痛：肝区痛　与肿瘤增长迅速，肝包膜被牵拉有关

B. 预感性悲哀　与临近死亡有关

C. 体液过多：腹水　与肝癌所致的门静脉高压、低蛋白血症、水钠潴留有关

D. 潜在并发症：肝性脑病、上消化道出血

E. 营养失调：低于机体需要量　与化学引起的胃肠道反应、恶性肿瘤对机体的慢性消耗有关

18. 患者，女，50 岁，诊断原发性肝癌 2 年，近 1 周右上腹呈持续性胀痛难以忍受，该患者目前的护理问题是

A. 营养失调：低于机体需要量　与肝癌所致的食欲减退及腹胀有关

B. 潜在并发症：肝性脑病、上消化道出血、继发感染

C. 疼痛；肝区疼痛　与肿瘤增长迅速，肝包膜被牵拉有关

D. 预感性悲哀　与临近死亡有关

E. 知识缺乏：缺乏对放疗和化疗所致不良反应知识有关

【A3 型题】

（19 ~ 20 题共用题干）

患者，男，68 岁，肝硬化病史 7 年余。近 2 个月来肝区呈持续性胀痛，体重下降明显。查体：体形消瘦，肝右锁骨中线第 7 肋缘下可触及 4 cm，表面可触及大小不等结节，质地坚硬，肝区压痛明显

19. 该患者最有可能的诊断是

A. 肝囊肿

B. 原发性肝癌
C. 肝脓肿
D. 肝血管瘤
E. 肝硬化复发
20. 患者经医院检查确诊后认为不宜手术治疗。目前首选哪一种非手术疗法合适
A. 化疗
B. 放疗
C. 液氮冷冻
D. 激光治疗
E. 肝动脉栓塞化疗

二、名词解释

亚临床肝癌

三、简答题

1. 原发性肝癌有哪些并发症?
2. 甲胎蛋白(AFP)检查诊断原发性肝癌的标准是什么?
3. 肝动脉栓塞化疗的术后护理措施有哪些?

参考答案

一、选择题

1. B　2. D　3. E　4. C　5. B　6. C　7. B　8. A　9. E　10. C　11. E　12. B　13. A
14. C　15. D　16. A　17. B　18. C　19. B　20. E

二、名词解释

亚临床肝癌：肝癌起病常隐匿，早期缺乏典型症状。经甲胎蛋白(AFP)普查检出的早期病例无任何症状和体征，称为亚临床肝癌。

三、简答题

1. 答：原发性肝癌的并发症有：①肝性脑病；②上消化道出血；③肝癌结节破裂出血；④继发感染。

2. 答：甲胎蛋白(AFP)检查诊断原发性肝癌的标准为：①AFP > 500 μg/L，持续 4 周；②AFP由低浓度逐渐升高不降；③AFP > 200 μg/L，持续 8 周。注意排除妊娠、活动性肝病、生殖腺胚胎瘤。

3. 答：肝动脉栓塞化疗的术后护理：①术后禁食 2 ~ 3 天，逐渐过渡到流质饮食，少量多餐。②穿刺部位压迫止血 15 min 再加压包扎，沙袋压迫 6 h，密切观察穿刺部位有无血肿及渗血。③观察体温：术后 4 ~ 8 h 体温升高，持续 1 周左右。高热者采取降温措施。观察有无

肝性脑病前驱症状，一旦发生及时配合医生处理。④鼓励患者有效排痰，必要时吸氧。⑤栓塞术1周后，根据医嘱静脉输注清蛋白，适量补充葡萄糖液。

第九节　肝性脑病患者的护理

一、选择题

【A1 型题】

1. 肝性脑病前驱期的主要表现为
A. 意识模糊
B. 精神失常
C. 性格行为改变
D. 呼吸时有肝臭
E. 昏迷
2. 患者以昏睡和精神错乱为主要表现时处于
A. 肝性脑病前驱期
B. 肝性脑病昏迷前期
C. 肝性脑病昏睡期
D. 肝性脑病昏迷期
E. 以上都不是
3. 患者以意识混乱、睡眠障碍、行为失常为主要表现时处于
A. 肝性脑病前驱期
B. 肝性脑病昏迷前期
C. 肝性脑病昏睡期
D. 肝性脑病昏迷期
E. 以上都不是
4. 肝性脑病患者出现扑翼样震颤的机制是
A. 谷氨酰胺减少
B. 氨基丁酸减少
C. 羟苯乙醇增多
D. 乙酰胆碱增多
E. 以上都不是
5. 肝性脑病患者昏迷期应禁忌哪种饮食
A. 糖
B. 蛋白质
C. 脂肪
D. 维生素
E. 碳水化合物

6. 肝性脑病患者应用肠道抗生素的目的是
A. 防治胃肠道感染
B. 预防肝胆系统感染
C. 抑制肠道对氨的吸收
D. 抑制肠道细菌从而减少毒性物质产生和吸收
E. 以上都不是
7. 肝性脑病患者经治疗神志恢复可逐渐给予蛋白质，最适宜选择
A. 动物蛋白
B. 蔬菜、水果
C. 碳水化合物
D. 植物蛋白
E. 每日蛋白质在 40 g 以上
8. 肝性脑病患者暂停蛋白质饮食是为了
A. 减少氨的形成
B. 减少氨的吸收
C. 促进氨的转化
D. 降低血尿素氮
E. 降低肠道内 pH
9. 对肝性脑病烦躁不安的患者，可选用哪种药物
A. 地西泮
B. 水合氯醛
C. 吗啡
D. 硫苯妥钠
E. 以上都不是
10. 肝性脑病合并碱中毒时应选用
A. 谷氨酸
B. 精氨酸
C. 乌氨酸
D. 色氨酸
E. 半胱氨酸
11. 以下因素中，诱发肝性脑病可能性最小的是
A. 大量排钾利尿
B. 多次灌肠或导泻
C. 上消化道出血
D. 反复放腹水
E. 高蛋白饮食
12. 有关肝性脑病，下列述说哪项是错误的
A. 血中 NH_3不易透过血－脑屏障
B. 氨通常在结肠部位吸收

C. 当结肠的 pH >6 时，NH_3大量弥散入血

D. pH <6 时，则以 NH_4^+的形式从血液转至肠腔，随粪排出

E. 便秘时禁用肥皂水灌肠

13. 乳果糖对肝性脑病患者的主要作用是

A. 导泻

B. 增加肠道内渗透压，抑制细菌繁殖

C. 改变肠道 pH

D. 增加糖的供给、保护肝脏

E. 以上均不是

14. 下列辅助检查对诊断肝性脑病最有价值的是

A. 血氨

B. 血肌酐

C. 动脉血气分析

D. 血清尿素氮

E. 肌红蛋白

15. 肝性脑病下列哪期脑电图检查多数正常

A. 前驱期

B. 昏迷前期

C. 昏睡期

D. 浅昏迷期

E. 深昏迷期

16. 对肝性脑病患者护理，不妥的是

A. 保持大便通畅

B. 烦躁不安时给予巴比妥镇静

C. 用弱酸溶液灌肠

D. 禁蛋白饮食

E. 注意观察生命体征

【A2 型题】

17. 患者，男，因肝硬化食管静脉曲张、腹水入院治疗。放腹水后出现精神错乱、幻觉，伴有扑翼样震颤，脑电图异常等肝性脑病表现。此时患者可能处于肝性脑病的哪一期

A. 前驱期

B. 昏迷前期

C. 昏睡期

D. 浅昏迷期

E. 深昏迷期

18. 患者，男，63 岁。肝炎后肝硬化病史 10 年，近日烦躁不安，睡眠时间倒错，晚间误将鞋当作尿盆。查体：巩膜轻度黄染，两手举起时阵发性颤抖。宜考虑

A. 贫血

B. 氮质血症

C. 安眠药过量

D. 震颤性麻痹

E. 肝性脑病

19. 患者，男，63 岁，肝性脑病诊断明确。给予患者灌肠时应避免使用

A. 清水

B. 弱酸性溶液

C. 新霉素液

D. 小苏打

E. 生理盐水

20. 患者，男，53 岁。肝硬化 5 年余伴大量腹水，近日出现意识障碍、肝功能减退、血氨增高。下列治疗哪项不妥

A. 口服乳果糖，降低肠腔内 pH，减少氨的形成和吸收

B. 忌用肝、肾功能损害的药物

C. 静脉滴注支链氨基酸，纠正氨基酸代谢不平衡

D. 选用谷氨酸钠，降低血氨

E. 选用精氨酸静脉滴注，降低血氨

21. 患者，男，58 岁。肝硬化病史 10 年，此次因腹水入院治疗，前天大量利尿放腹水后出现肝性脑病。导致该患者肝性脑病的最主要的因素是

A. 上消化道出血

B. 低钾性碱中毒

C. 感染

D. 高蛋白饮食

E. 药物

22. 患者，男，49 岁。肝性脑病诊断明确。昨天上午患者出现烦躁不安、意识错乱。查体：可见扑翼样震颤。该患者目前主要的护理问题是

A. 有受伤的危险　与肝性脑病致精神异常、烦躁不安有关

B. 知识缺乏：缺乏预防肝性脑病发生的知识

C. 有皮肤完整性受损危险　与不能自主调整体位有关

D. 营养失调：低于机体需要量　与肝功能衰竭致代谢紊乱、进食少有关

E. 照顾者角色困难　与患者意识障碍，照顾者缺乏有关知识及经济负担过重有关

23. 患者，男，69 岁。肝性脑病诊断已 3 年，长期卧床不起。查体：肩胛骨、骶尾部皮肤呈红色、有轻度触痛。该患者目前护理问题可能是

A. 知识缺乏　缺乏预防肝性脑病发生的医学知识

B. 有皮肤完整性受损的危险　与不能自主调整体位有关

C. 有受伤危险　与肝性脑病致精神异常、烦躁不安有关

D. 营养失调：低于机体需要量　与肝功能减退、消化吸收障碍以及控制蛋白摄入有关

E. 意识模糊　与血氨增高、大脑处于抑制状态等有关

【A3 型题】

（24～25 题共用题干）

患者，男，55 岁。肝炎后肝硬化 12 年，昨日下午出现恶心、呕吐、呕吐物呈咖啡色，量约 600 mL，2 小时后出现意识不清，不能被唤醒，小便失禁，扑翼样震颤无法引出，脑电图明显异常。临床诊断肝硬化并发肝性脑病。

24. 该患者肝硬化并发肝性脑病的诱发因素

A. 上消化道出血

B. 放腹水

C. 高蛋白饮食

D. 感染

E. 便秘

25. 经治疗患者病情稳定，出院休养，下列哪项健康教育除外

A. 告知家属肝性脑病的早期征象，一旦发现立即就医

B. 避免使用对肝脏有损害的药物

C. 介绍疾病相关知识及有关导致肝性脑病的诱发因素

D. 指导合理饮食，严格限制蛋白质摄入

E. 指导患者按医嘱用药，并定期门诊随访

【A3 型题】

（26～35 题共用题干）

患者，女，65 岁。肝硬化病史 15 年，因大量腹水入院治疗。遵医嘱给予利尿剂治疗，腹水量明显减少，但患者出现了淡漠少言，反应迟钝，语言不清等症状。

26. 根据患者的情况，考虑出现了

A. 继发感染

B. 脑出血

C. 低血糖昏迷

D. 肝性脑病

E. 肝肾综合征

27. 为防止此并发症的发生，应采取的措施是

A. 限制水的摄入，每天少于 1000 mL

B. 加用保钾利尿药，利尿速度不宜过快

C. 输入白蛋白

D. 加大利尿药用量

E. 限制盐的摄入

28. 该患者可能出现的电解质紊乱是

A. 代谢性酸中毒

B. 代谢性碱中毒

C. 呼吸性酸中毒

D. 呼吸性碱中毒

E. 混合性酸中毒

29. 目前该患者的饮食护理措施正确的是

A. 限制蛋白质每天在 20 g 以内

B. 易消化，高蛋白，高热量

C. 多饮水，多吃新鲜蔬菜和水果

D. 首选动物蛋白，增加营养

E. 控制糖的摄入

30. 若此时给患者做脑电图检查，最可能改变的是

A. 无异常改变

B. 波形正常，节律变慢

C. 波形正常，节律变快

D. 出现每秒 1 ~3 次的 δ 波

E. 出现每秒 4 ~7 次的 δ 波

31. 如果患者出现大量呕血或黑便，甚至引起出血性休克，考虑可能出现了

A. 肝肾综合征

B. 继发感染

C. 上消化道出血

D. 应激性溃疡

E. 肝肺综合征

32. 患者 2 天未解大便，医嘱灌肠，选用哪种灌肠液

A. 肥皂水

B. 清水

C. 弱碱性液体

D. 弱酸性液体

E. 液状石蜡油

33. 为减少肠道毒物的生成与吸收，首选口服抗生素

A. 甲硝唑

B. 青霉素

C. 庆大霉素

D. 利福昔明

E. 新霉素

34. 此时不宜选用的维生素是

A. 维生素 B_1

B. 维生素 A

C. 维生素 D

D. 维生素 C

E. 维生素 B_6

35. 肝性脑病患者最具特征性的体征是

A. 肌张力增加

B. 腱反射亢进
C. 扑翼样震颤
D. 抽搐
E. 巴彬斯基征阳性

二、名词解释

1. 肝性脑病
2. 隐性肝性脑病
3. 扑翼样震颤

三、简答题

1. 肝性脑病的诱因有哪些?
2. 肝性脑病患者的饮食护理有哪些?

四、病例分析

患者，女，63岁。有乙肝病史15年，腹胀、水肿、皮肤黏膜出血2年。一周前出现昼夜颠倒。昨天食鸡蛋后出现答非所问情况。体检：T36℃，P86次/min，R20次/min，Bp100/660 mmHg，嗜睡，对答不切题，定向力差。消瘦，慢性肝病面容，扑翼样震颤(+)，腹壁静脉曲张，脾肋下3 cm，腹部移动性浊音(+)，双下肢可见瘀斑。初诊：肝硬化、肝性脑病。

问题：1. 请列出目前患者5个主要的护理问题。
2. 请标出首优护理问题。
3. 请为患者制定护理措施。

参考答案

一、选择题

1. C　2. C　3. B　4. D　5. B　6. D　7. D　8. A　9. A　10. B　11. B　12. A　13. C
14. A　15. A　16. B　17. C　18. E　19. D　20. D　21. B　22. A　23. B　24. A　25. D
26. D　27. B　28. B　29. A　30. A　31. C　32. D　33. E　34. E　35. C

二、名词解释

1. 肝性脑病：也称肝昏迷，是严重肝病引起的，以代谢紊乱为基础的中枢神经系统功能失调的综合病症。

2. 隐性肝性脑病：无明显临床表现和生化异常，仅能用精细的智力实验和(或)电生理检测才能作出诊断的肝性脑病，称为隐性肝性脑病。

3. 扑翼样震颤：也称肝震颤。肝性脑病患者的特征性临床表现。嘱患者两手平举、手指分开时，掌指关节、腕关节甚至肘与肩关节可出现快速而不规则的扑击样抖动。

三、简答题

1. 答：肝性脑病常见的诱因有上消化道出血、高蛋白饮食、大量排钾利尿药和放腹水、催眠镇静药和麻醉药、便秘、感染、尿毒症、低血糖、外科手术等。

2. 答：肝性脑病患者的饮食护理措施：①限制蛋白质的摄入。在发病开始数日内禁食蛋白质。神志转清后逐步增加蛋白质，开始 20 g/d，以后每 3 ~ 5 天增加 10 g，但短期内勿超过 40 ~ 50 g/d，以植物蛋白为好。②供给足够的热量和维生素，以碳水化合物为主，可口服蜂蜜、葡萄糖、果汁、面条、稀饭等。昏迷患者鼻饲 25% 葡萄糖液供能，胃排空不良者深静脉插管滴注 25% 葡萄糖溶液。③减少脂肪摄入，因脂肪可延缓胃的排空。④禁用维生素 B_6，因其可使多巴在外周转为多巴胺，影响多巴进入脑组织，减少中枢神经系统的正常传导递质。⑤注意水、电解质的平衡：肝性脑病多有水滞留倾向，水不宜摄入过多，2000 mL/d 左右。对可疑脑水肿者尤应限制。除肾功能有障碍者，钾应补足，但钠盐要限制。正确记录出入液量，按需要测定血钠、钾、氯化物、血氨、尿素等。

四、病例分析

答：

1. 护理诊断

(1) 意识障碍　与血氨增高，干扰脑细胞能量代谢和神经传导有关。

(2) 营养失调：低于机体需要量　与肝功能减退、消化吸收障碍、限制蛋白质摄入有关。

(3) 活动无耐力　与肝功能减退、营养摄入不足有关。

(4) 有感染的危险　与长期卧床、营养失调、抵抗力低下有关。

(5) 知识缺乏：缺乏肝性脑病的有关知识。

2. 首优护理诊断

意识障碍　与血氨增高，干扰脑细胞能量代谢和神经传导有关。

3. 护理措施

(1) 病情观察：①观察肝性脑病的早期征象：有无性格与行为的异常及扑翼样震颤。②观察思维与认知的改变，评估意识障碍的程度。③监测 T、P、R、BP 及瞳孔变化。④定期复查血氨、肝肾功能、电解质，异常报告医生处理。

(2) 去除和避免诱因：①防治上消化道出血，出血停止后灌肠、导泄清除胃肠道积血，减少氨的吸收。②避免快速利尿和大量放腹水，处理严重的呕泻，以防止有效循环血量减少、大量蛋白质丢失及低钾血症，从而加重病情。放腹水的同时补充白蛋白。③避免镇静催眠、麻醉药。烦躁不安禁用吗啡、水合氯醛、哌替啶、速效苯巴比妥，用小量地西泮镇静。④防治感染：遵嘱准确使用抗生素。⑤保持大便通畅，防便秘，用生理盐水或弱酸性液灌肠；忌肥皂水。⑥禁止大量输注过多液体导致低血糖、低钠血症、脑水肿，加重病情。

(3) 生活护理：①绝对卧床，专人护理；②烦躁不安者，加护栏，必要时用约束带，防坠床及撞伤等意外。

(4) 心理护理：解释、安慰，尊重，鼓励；家属理解、支持。

(5) 用药护理：①新霉素：注意听力和肾损害；监测听力、肾功能。②乳果糖：腹胀、恶心、呕吐、电解质紊乱。从小剂量开始。③谷氨酸钾、钠：根据血钾、钠浓度和病情而定。尿少、少用钾剂，腹水和水肿慎用钠剂。谷氨酸盐为碱性，用前注射维生素 C，碱血症禁用。④精氨酸：速度勿快，不与碱性药配伍。⑤大量输葡萄糖时，警惕低钾、心衰、脑水肿。

6. 昏迷患者的护理：保持呼吸道通畅；加强基础护理，防止长期卧床导致并发症。

第十节　急性胰腺炎患者的护理

一、选择题

【A1 型题】

1. 急性胰腺炎的主要症状是
A. 恶心
B. 呕吐
C. 腹痛
D. 发热
E. 休克

2. 不符合急性胰腺炎腹痛特点的是
A. 刀割痛或绞痛
B. 向腰背部呈带状放射
C. 进食后疼痛可缓解
D. 位于中上腹偏左
E. 位于中上腹偏右

3. 在我国引起急性胰腺炎的最常见的病因是
A. 胆道疾病
B. 腹部外伤
C. 暴饮暴食
D. 酗酒
E. 肝脏疾病

4. 与急性胰腺炎发病无关的是
A. 胆道疾病
B. 胆管梗阻
C. 酗酒
D. 暴饮暴食
E. 上消化道出血

5. 以下哪项提示急性胰腺炎预后不良
A. 代谢性酸中毒
B. 代谢性碱中毒
C. 低钾血症
D. 低钙血症

E. 低氯血症

6. 最能提示急性出血坏死型胰腺炎的指标是

A. 低血钙

B. 血清淀粉酶显著增高

C. 低血磷

D. 白细胞计数显著增高

E. 白细胞计数显著降低

7. 急性胰腺炎患者禁食与胃肠减压主要目的

A. 防止感染扩散

B. 减少胃酸分泌

C. 减少胰液分泌

D. 避免胃扩张

E. 减轻腹痛

8. 急性胰腺炎患者禁用下列哪种药物

A. 生长抑素

B. 哌替啶

C. 吗啡

D. 西咪替丁

E. 抑肽酶

9. 评估急性胰腺炎患者的病情，哪项最能说明预后不佳

A. 体温 39℃

B. 黄疸

C. 合并代谢性酸中毒

D. 全腹压痛

E. 手足抽搐

10. 下列主要用于治疗重症胰腺炎的药物是

A. 吗啡

B. 阿托品

C. 山莨菪碱

D. 生长抑素

E. 哌替啶

11. 急性胰腺炎最基本的治疗方法

A. 禁食补液

B. 抗生素

C. 手术治疗

D. 抑肽酶

E. 糖皮质激素

12. 急性胰腺炎腹痛明显者需要禁食、禁饮多长时间为宜

A. 1 ~ 3 小时

B. 6～12 小时

C. 12～36 小时

D. 1～3 天

E. 7～21 天

13. 急性出血坏死型胰腺炎特点是

A. 上腹部疼痛

B. 发热

C. 恶心、呕吐

D. 血钙降低

E. 血清淀粉酶升高

14. 诊断急性胰腺炎时，血清淀粉酶至少超过

A. 200 U

B. 300 U

C. 400 U

D. 500 U

E. 600 U

15. 以下表现最能提示出血坏死型胰腺炎的是

A. 发热

B. 黄疸

C. 上腹疼痛向腰背放射

D. 脐周围皮肤青紫

E. 频繁呕吐

16. 下列治疗方法没有减少胰腺外分泌作用的是

A. 胰高血糖素

B. 生长抑素

C. 抗胆碱药

D. 禁食与胃肠减压

E. 加贝酯

【A2 型题】

17. 患者，女，25 岁。右上腹疼痛伴恶心、呕吐 12 小时。持续性腹痛呈刀割样，呕吐物为胃内容物，血淀粉酶 800U/L。诊断为急性水肿型胰腺炎，解除疼痛的护理措施下列哪项不妥

A. 取平卧位

B. 禁食 1～3 天

C. 必要时胃肠减压

D. 解痉止痛

E. 给患者心理支持

18. 患者，女，36 岁，因暴饮暴食突发中上腹剧烈疼痛呈阵发性加剧，测血清淀粉酶增高，请问下列哪项处理不妥

A. 卧床休息，取弯腰、屈膝侧卧位，并予以心理支持

B. 完全禁食 1 ~ 3 天，减少胃液和食物刺激胰液分泌

C. 禁食期间应注意少量多次喝水，以免发生水电解质紊乱

D. 胃肠减压

E. 按医嘱给予解痉镇痛药

19. 患者，女，63 岁。聚餐后突发持续剧烈中上腹痛 5 小时而就诊。体检：体温 40.5℃、脉搏 112 次/min、呼吸 26 次/min、血压 90/60 mmHg。该患者目前护理问题除疼痛外，还存在下列哪项主要的护理问题

A. 体温过高　与胰腺的炎症过程有关

B. 有体液不足的危险　与禁食、呕吐有关

C. 潜在并发症：休克、急性腹膜炎

D. 知识缺乏　缺乏预防疾病再发生的知识

E. 恐惧　与剧烈腹痛有关

20. 患者，男，57 岁。聚餐后出现上腹部绞痛，向腰背部呈带状放射，已持续 6 小时。此时最具诊断意义的实验室检查为

A. 白细胞计数

B. 血清淀粉酶测定

C. 尿液淀粉酶测定

D. 血清脂肪酶测定

E. B 超

21. 患者，男，66 岁。有胆石症病史 15 年。上腹部剧痛 4 h，呕吐 3 次，呕吐物中有胆汁。急诊入院，查血白细胞 $20 \times 10^9/L$，中性粒细胞 0.8，怀疑为急性胰腺炎。护士应严密观察的项目不包括

A. 生命体征

B. 神志变化

C. 24 小时出入量

D. 血、尿淀粉酶

E. 大便隐血实验

【A3 型题】

（22 ~ 24 题共用题干）

患者，男，44 岁。既往有胆结石，今日午餐后突然出现中上腹痛，阵发性加剧，频繁呕吐，呕吐物含胆汁，呕吐后腹痛未减轻，化验血淀粉酶为 2000 U/L。

22. 根据患者的病情可初步诊断为

A. 急性胃炎

B. 急性胰腺炎

C. 急性胆囊炎

D. 消化性溃疡伴幽门梗阻

E. 急性肠炎

23. 目前患者的饮食护理应为

A. 禁食
B. 少食多餐
C. 低蛋白饮食
D. 高脂饮食
E. 低纤维饮食

24. 经治疗，目前患者病情稳定准备出院，此时护士应重点强调的保健指导内容是
A. 避免暴饮暴食
B. 注意饮食卫生
C. 适当休息
D. 教会患者如何减轻疼痛的方法
E. 戒烟戒酒

(25 ~ 27 题共用题干)

患者，男，57 岁。昨晚聚餐后出现中上腹部持续性疼痛，并向腰部放射，体温 38.9℃，血压 80/60 mmHg。

25. 如疑是急性胰腺炎，化验下列哪项指标
A. 血沉
B. 血肌酐
C. 血清转氨酶
D. 血淀粉酶
E. 血磷酸肌酸激酶

26. 目前最主要的护理诊断是
A. 疼痛：腹痛
B. 恐惧
C. 营养失调：低于机体需要量
D. 体温过高
E. 有体液不足的危险

27. 经治疗后病情稳定已恢复进食，护士指导患者每日脂肪摄入量不能超过
A. 20 g
B. 30 g
C. 40 g
D. 50 g
E. 60 g

二、名词解释

1. 急性胰腺炎
2. Grey – Turner 征
3. Cullen 征

三、简答题

急性胰腺炎患者的健康指导有哪些?

参考答案

一、选择题

1. C　2. C　3. A　4. E　5. D　6. A　7. C　8. C　9. E　10. D　11. A　12. D　13. D
14. D　15. D　16. E　17. A　18. C　19. A　20. B　21. E　22. B　23. A　24. A　25. D
26. A　27. D

二、名词解释

1. 急性胰腺炎：是指胰腺分泌的消化酶引起胰腺组织自身消化的化学性炎症。临床主要表现为急性上腹痛、发热、恶心、呕吐、血和尿淀粉酶增高，重症伴腹膜炎、休克等并发症。

2. Grey－Turner 征：见于急性出血型胰腺炎患者，由于胰酶或坏死组织液沿腹膜后间隙渗到腹壁下，致两侧腰部皮肤呈暗灰蓝色，称 Grey－Turner 征。

3. Cullen 征：见于急性出血型胰腺炎患者，由于胰酶或坏死组织液沿腹膜后间隙渗到腹壁下出现脐周围皮肤青紫，称 Cullen 征。

三、简答题

答：①向患者及其家属介绍本病的主要诱发因素和疾病的过程。②教育患者积极治疗胆道疾病，注意防治胆道蛔虫。③指导患者及其家属掌握饮食卫生知识，平时养成规律进食习惯，避免暴饮暴食。腹痛缓解后，应从少量低脂、低糖饮食开始逐渐恢复正常饮食，避免刺激强、产气多，高脂肪和高蛋白食物，戒除烟酒，防止复发。

第十一节　上消化道大出血患者的护理

一、选择题

【A1 型题】

1. 上消化道出血的特征性表现为
A. 休克
B. 腹痛
C. 头晕、心悸、出汗
D. 呕血与黑粪
E. 晕厥

2. 消化性溃疡并上消化道大出血时，下列哪项症状不常出现

A. 呕血与黑粪

B. 失血性周围循环衰竭

C. 氮质血症

D. 高热

E. 贫血

3. 上消化道大出血伴休克时，患者取去枕平卧的意义是

A. 有利止血

B. 防止误吸

C. 增加回心血量

D. 改善脑供血

E. 防止呕吐

4. 插置双气囊三腔管压迫止血，适用于哪种上消化道出血者

A. 消化性溃疡出血

B. 食 - 管胃底静脉曲张破裂出血

C. 胃黏膜糜烂出血

D. 胃癌出血

E. 胆道出血

5. 上消化道出血患者下列哪种情况可选用垂体后叶素止血

A. 消化性溃疡出血者

B. 食管胃底静脉曲张破裂出血者

C. 胃黏膜糜烂出血者

D. 胃癌出血者

E. 肝硬化伴凝血酶原时间延长者

6. 对肝硬化食管 - 胃底静脉曲张破裂大出血伴休克患者应及早输血治疗，且要输新鲜血，不宜输库存血，其最主要原因是

A. 库血中含钾多，易引起高钾血症

B. 库血中红细胞含氧较少

C. 库血含氮量较多，可诱发肝性脑病

D. 库血中凝血因子减少，不利于止血

E. 库血不易及时纠正血容量

7. 对食管 - 胃底静脉曲张破裂出血引起的上消化道出血患者，可用双气囊三腔管压迫止血，下列三腔管护理中哪项不妥

A. 放置三腔管 24 小时后应放气数分钟再注气加压

B. 定时抽取胃内液体和血液，可以减少血液的吸收，避免诱发肝性脑病

C. 确认已止血，则放气观察 24 小时，如仍无出血可拔管

D. 拔管前先口服液体石蜡油 20/30 mL，润滑黏膜和管外壁

E. 三腔管压迫期限为 72 小时，若出血不止也不能延长超过 72 小时

8. 插置双气囊三腔管压迫止血的注意事项中错误的是

A. 插管前应仔细检查三腔管确无漏气

B. 拟插入段要涂液体石蜡油

C. 胃囊内注气 150 ~ 200 mL，使其囊内压力为 40 ~ 60 mmHg

D. 食管囊内注气 100 mL 左右，使其囊内压力为 20 ~ 40 mmHg

E. 一般先向食管囊内注气达要求后再向胃囊内注气达到所需压力

9. 对上消化道出血伴休克患者应尽早尽快地输血治疗，输血的最主要目的是

A. 纠正贫血

B. 输入了凝血因子，以便止血

C. 维持血容量和有效循环量

D. 防止再次出血

E. 使血红蛋白大于 80 g/L

10. 对上消化道出血，下列说法错误的是

A. 上消化道出血可引起肠源性氮质血症，但尿素氮一般不超过 14 mmol/L

B. 上消化道出血可引起发热，但体温不超过 38.5℃

C. 出血早期血常规大致正常

D. 因出血后消化性溃疡疼痛常加重，故上腹部疼痛加重要考虑可能并发上消化道出血

E. 呕血与黑粪是上消化道出血特征性表现

11. 用双气囊三腔管压迫止血的食管 - 胃底静脉曲张破裂出血患者，护士发现其气囊破裂，正确的处理方法是

A. 暂不作特殊处理，观察患者生命体征，必要时报告医生

B. 即时测压检查，暂不处理，待出现窒息后再报告医生

C. 用止血钳夹住食管囊和胃囊管端，防止漏气

D. 立即将食管囊内气体抽出，拔出三腔管，报告医生后，更换三腔管重新插置

E. 密切观察有无出血，如有继续出血则不要立即拔出三腔管

【A2 型题】

12. 患者，女，43 岁。诊断为“上消化道出血”收住院，为明确出血病因，首选的检查方法是

A. 大便隐血试验

B. X 线钡剂造影

C. 纤维胃镜检查

D. 血常规检查

E. B 超检查

13. 患者，男，30 岁。早餐后解出少许成形大便，起身时突然晕倒在地，面色苍白，大汗。既往体健。体查：血压 90/60 mmHg，脉搏 125 次/min，神清，四肢湿冷，心律整齐，无杂音，腹平软，肠鸣音亢进。血常规正常。最可能的诊断是

A. 低血糖反应

B. 心源性休克

C. 一过性晕厥

D. 上消化道出血

E. 感染性休克

【A3 型题】

(14 ~21 题共用题干)

患者，男，65 岁。有肝硬化病史 7 年，因聚餐饮酒后出现呕血，黑便 1 天入院，呕吐暗红色液体 3 次，量约 900 mL，解黑便 2 次，量约 500 g。查体：体温 38℃，脉搏 120 次/min，呼吸 26 次/min，血压 85/50 mmHg，精神萎靡，面色惨白，四肢湿冷，医嘱给予输血 800 mL。

14. 该患者出血最可能的原因是

A. 胃溃疡

B. 十二指肠球部溃疡

C. 急性糜烂出血型胃炎

D. 食管 - 胃底静脉曲张破裂

E. 胃癌

15. 该患者目前首要的护理问题是

A. 体液不足

B. 营养失调：低于机体需要量

C. 体温升高

D. 焦虑

E. 活动无耐力

16. 该患者目前首要的治疗措施

A. 高流量吸氧

B. 快速扩容

C. 口服去甲肾上腺素

D. 立即手术

E. 静脉滴注奥美拉唑

17. 该患者可选用下列哪种药物止血

A. 止血敏

B. 西咪替丁

C. 奥美拉唑

D. 去甲肾上腺素

E. 垂体后叶素

18. 该患者目前的饮食宜

A. 温凉流质

B. 半流易消化食物

C. 清淡普食

D. 暂禁食

E. 软食

19. 如用三腔二囊管压迫止血，压迫止血的时间一般为

A. 24 小时

B. 24 ~48 小时

C. 3 ~4 天

D. 4 ~5 天
E. 1 周
20. 用三腔二囊管压迫止血，48 小时后出血停止。正确护理是
A. 继续压迫 24 小时
B. 继续压迫至大便隐血试验转阴后放气拔管
C. 气囊放气，留置三腔管观察 24 小时
D. 放气拔管，继续内科治疗
E. 放气拔管转外科手术治疗
21. 拔出三腔二囊管时需服用液体石蜡 20 ~30 mL，其目的是
A. 润滑导管便于快速拔管
B. 清洁鼻腔
C. 防止黏膜坏死
D. 防止气囊与黏膜黏着
E. 减轻拔管的不适

二、名词解释

上消化道出血

三、简答题

1. 试述上消化道出血量的评估。
2. 上消化道出血继续或再出血的征象有哪些？

四、病例分析

患者，男，32 岁，上腹节律性疼痛反复发作 5 年，每于空腹时腹痛，进食后缓解，有夜间痛。今晨食山芋后连续呕血 3 次，总量约 1200 mL，呕吐物初为咖啡色，后为鲜红色，有稀黑便、头晕、心慌。查体：T36.5℃，P120 次/min，R22 次/min，Bp80/50 mmHg。初诊：十二指肠溃疡并发上消化道大出血伴休克。

问题：1. 请列出 5 个主要的护理诊断。
2. 请标出首优的护理诊断。
3. 请根据患者的情况制定个体化的护理措施。

参考答案

一、选择题

1. D　2. D　3. D　4. B　5. B　6. C　7. E　8. E　9. C　10. D　11. D　12. C　13. D　14. D　15. A　16. B　17. E　18. D　19. C　20. C　21. D

二、名词解释

上消化道出血：是指屈氏韧带以上的消化道，包括食管、胃、十二指肠、胰腺、胆道或胃

空肠吻合术后的空肠等病变引起的出血。

三、简答题

1. 答：上消化道出血量的评估：①大便隐血试验阳性提示每日出血量 > 5 ~ 10 mL；②出现黑便表明出血量在 50 ~ 70 mL 以上；③胃内积血量达 250 ~ 300 mL 时引起呕血；④一次出血量在 400 mL 以下，一般不会引起全身症状；如出血量超过 400 ~ 500 mL 时，可引起头晕、心悸、乏力等症状；⑤短期内出血量超过 1000 mL 或循环血量的 20%，即出现急性周围循环衰竭的表现，严重者引起失血性休克。

2. 答：下列情况提示继续出血或有再出血的可能：①反复呕血，甚至呕血转为鲜红色，或胃管抽吸液持续为血性；②黑便持续存在，或次数增多，粪质稀薄，甚至变成暗红色，伴肠鸣音亢进；③经积极补充血容量后，周围循环衰竭的表现无明显改善，或暂时好转而后又恶化；④网织红细胞持续升高；⑤补液足、尿量正常，但 BUN 持续升高或再次升高；⑥肝硬化脾大者，脾不恢复肿大。

四、病例分析

答：1. 护理诊断

(1) 体液不足　与上消化道大量出血有关。

(2) 恐惧　与呕血、黑便有关。

(3) 有受伤的危险：窒息、误吸　与血液或分泌物反流入气管有关。

(4) 知识缺乏。

(5) 活动无耐力　与失血性周围循环衰竭有关。

2. 首优的护理诊断

体液不足　与上消化道大量出血有关。

3. 护理措施

(1) 休息与保持呼吸道通畅：①绝对卧床休息；②平卧位并将下肢抬高，保证大脑供血；③保持呼吸道通畅：呕吐时头偏向一侧，及时清理呼吸道分泌物、血液，必要时用负压吸引器；④给氧；⑤保暖。

(2) 治疗护理：①立即建立至少 2 条留置静脉通道；②遵医嘱快速、正确输血、输液、止血等各种急救措施，观察疗效与不良反应；③补液先快后慢，可根据中心静脉压调整输液量与速度以避免急性肺水肿；④准备急救药物、药物。

(3) 饮食护理：①暂禁食，止血后 24 ~ 48 h 给予温凉流质—半流—软食；②少量多餐。

(4) 病情监测

1) 监测生命体征、精神与意识、皮肤温度与颜色；记 24 h 出入量及每小时尿量；观察呕吐物、大便的色、量、性质；复查血红蛋白、红细胞计数、HCT、网织红细胞计数、BUN、大便隐血实验；监测电解质与血气分析。

2) 评估出血量：①隐血实验(+)：> 5 ~ 10 mL；②黑便：> 50 ~ 100 mL；③呕血：胃内积血 250 ~ 300 mL；④ < 400 mL：无全身症状；⑤ > 400 ~ 500 mL：缺血表现；⑥ > 1000 mL：周围循环衰竭。

3) 判断有无继续出血：出现以下情况说明继续出血：①反复呕血，甚至呕血转为鲜红色，或胃管抽吸液持续为血性；②黑便持续存在，或次数增多，粪质稀薄，甚至变成暗红色，伴肠鸣音亢进；③经积极补充血容量后，周围循环衰竭的表现无明显改善，或暂时好转而后又恶化；④网织红细胞持续升高；⑤补液足、尿量正常，但BUN持续升高或再次升高；⑥肝硬化脾大者，脾不恢复肿大。

(5)心理护理。

（龚岚）

第四章　泌尿系统疾病患者的护理

第一节　泌尿系统疾病患者常见症状体征的护理

一、选择题

【A1 型题】

1. 关于尿路刺激征患者的护理措施，正确的是
A. 因患者尿频，应限制饮水，减少小便次数
B. 口服碳酸氢钠可碱化尿液，减轻症状
C. 膀胱区禁止热敷或按摩，以防炎症扩散
D. 若为慢性炎症引起，应使用中药，不能使用抗生素，防止菌群失调
E. 以上都不对

2. 肾源性水肿一般首先表现出
A. 双下肢对称性可凹陷性水肿
B. 胸腔积液
C. 心包积液
D. 眼睑及面部水肿
E. 腹水

3. 肾炎性水肿发生的机制为
A. 肾小球滤过率下降，肾小管重吸收功能下降
B. 肾小球滤过率增加，肾小管重吸收功能增加
C. 肾小球滤过率基本正常，肾小管重吸收功能增加
D. 肾小球滤过率下降，肾小管重吸收功能基本正常
E. 以上都不对

4. 下列关于肾源性水肿的饮食护理错误的是
A. 低蛋白饮食者应保证充足热量摄入，每日 30 ~ 50 kcal
B. 轻度水肿尿量 >1000 mL/d，不用过分限水，钠盐限制在 3 g/d 以内
C. 严重水肿伴少尿每日摄入量应限制在 1000 mL 以内，给予无盐饮食含钠量为 700 mg
D. 严重水肿伴低蛋白血症且无氮质潴留者给予每日每千克体重 0.5 ~0.6 g 蛋白质

E. 限制钠盐的摄入

5. 以下关于尿量的叙述不正确的是

A. 正常成人 24 小时尿量为 1000 ~2000 mL

B. 24 小时尿量 >2500 mL 为多尿

C. 24 小时尿量 <400 mL 为少尿

D. 夜尿持续 >400 mL 为夜尿增多

E. 24 小时尿量 <100 mL 为无尿

6. 肾源性水肿最早发生的部位是

A. 眼睑与颜面

B. 上肢

C. 下肢

D. 足部

E. 腰骶部

7. 无尿是指

A. 24 小时尿量 <100 mL

B. 24 小时尿量 <200 mL

C. 24 小时尿量 <300 mL

D. 24 小时尿量 <400 mL

E. 以上都不对

8. 肾脏疾病最常见的症状是

A. 水肿

B. 血尿

C. 蛋白尿

D. 高血压

E. 以上都不对

【A2 型题】

9. 患者，男，62 岁。先是夜间尿频，后逐步排尿时间延长，排尿不尽感。今下午排不出尿，小腹胀痛来院就诊。护士首先应如何处理

A. 膀胱穿刺抽尿

B. 膀胱造瘘

C. 泌尿系感染

D. 压腹部排尿

E. 以上都不对

二、名词解释

尿路刺激征

参考答案

一、选择题

1. B　2. D　3. D　4. D　5. D　6. A　7. A　8. A　9. C

二、名词解释

尿路刺激征：膀胱颈和膀胱三角区受炎症或机械刺激而引起的尿频、尿急、尿痛，可伴有排尿不尽感及下腹坠痛。此征多见于尿路感染。

第二节　肾小球疾病患者的护理

一、选择题

【A1 型题】

1. 慢性肾炎发病的起始因素为
A. 急性肾小球肾炎迁延不愈所致
B. β 溶血性链球菌感染所致
C. 病毒感染导致
D. 免疫介导炎症
E. 以上都不对
2. 慢性肾炎的诊断要点是
A. 少尿、血尿、蛋白尿、水肿，常有诱因
B. 少尿、高血压、氮质血症，常无诱因
C. 少尿、蛋白尿、水肿、高血压，常有诱因
D. 蛋白尿、血尿、高血压、水肿，常有诱因
E. 以上都不对
3. 慢性肾小球肾炎病情迁延，病变缓慢进展，最终将发展为
A. 肾病综合征
B. 肾小动脉硬化症
C. 尿路严重感染
D. 慢性肾功能不全
E. 尿路感染
4. 慢性肾小球肾炎必有的临床表现是
A. 蛋白尿
B. 血尿
C. 水肿

D. 高血压
E. 高脂血症
5. 慢性肾炎的病理机制是
A. 链球菌感染引起的化脓性炎症
B. 病毒感染引起的非化脓性炎症
C. 多种原因引起的免疫性炎症
D. 急性肾小球肾炎迁延不愈所致
E. 以上都不对
6. 慢性肾炎最主要的临床表现是
A. 水肿、少尿、高血压、蛋白尿
B. 水肿、蛋白尿、血尿、高血压
C. 水肿、少尿、蛋白尿、血尿
D. 蛋白尿、氮质血症、高血压
E. 以上都不对
7. 下列哪项检查，主要反映肾小球滤过功能
A. 酚红排泄试验
B. 尿液常规检查
C. 尿浓缩稀释试验
D. 内生肌酐清除率检查
E. 以上都不对
8. 与慢性肾小球肾炎发病有关的细菌是
A. 金黄色葡萄球菌
B. 大肠埃希菌
C. 链球菌
D. 肺炎双球菌
E. 以上都不对
9. 某肾炎患者需做内生肌酐清除率试验。该试验前 3 天内患者应
A. 低蛋白饮食
B. 低脂饮食
C. 低糖饮食
D. 低钠饮食
E. 以上都不对
10. 慢性肾炎尿中容易出现
A. 脂肪管型
B. 红细胞管型
C. 颗粒管型
D. 蜡样管型
E. 以上都不对
11. 形成肾炎性水肿的主要原因是

A. 肾小球滤过率降低
B. 低蛋白血症
C. 高脂血症
D. 循环血容量不足
E. 以上都不对
12. 慢性肾小球肾炎患者的护理问题，哪项一般情况下不出现
A. 紧张、焦虑
B. 舒适的改变
C. 体温过高
D. 缺乏本病防护知识
E. 潜在并发症：慢性肾衰竭
13. 慢性肾小球肾炎的饮食治疗原则正确的是
A. 高蛋白、低磷
B. 低蛋白、低磷
C. 高蛋白、高维生素
D. 高糖、高脂、高蛋白
E. 以上都不对
14. 肾病最常见的临床症状是
A. 水肿
B. 高血压
C. 乏力、头晕
D. 低蛋白血症
E. 以上都不对
15. 肾病的主要并发症是
A. 肾功能不全
B. 动脉粥样硬化
C. 肾静脉血栓
D. 感染
E. 以上都不对
16. 肾病的必有表现是
A. 镜下血尿
B. 腹水
C. 高血压
D. 蛋白尿
E. 高脂血症
17. 原发性肾病的病理生理变化不包括
A. 水肿
B. 大量糖尿
C. 高脂血症

D. 大量蛋白尿

E. 低蛋白血症

【A2 型题】

18. 某患者既往曾有肾小球肾炎史，因病情稳定上班工作。近日，在单位体检时发现血压升高，来医院复查，证实为慢性肾炎急性发作。为迅速而有效地缓解症状，你考虑下列哪项措施最佳

A. 卧床休息

B. 低盐饮食

C. 利尿降压

D. 激素疗法

E. 以上都不对

19. 患者，男，60 岁。患慢性肾炎 20 年，近来精神萎靡、食欲差，24 小时尿量 80 mL，下腹部空虚，无胀痛，请评估该患者的排尿型态为

A. 尿潴留

B. 尿失禁

C. 少尿

D. 无尿

E. 以上都不对

20. 患者，女，50 岁。蛋白尿 10 年，乏力、恶心 3 个月，平时血压偏高，贫血貌，血压 180/110 mmHg，心、肺听诊无异常发现，血肌酐 1042μmoL/L，临床诊断为尿毒症。最可能的病因是

A. 慢性肾盂肾炎

B. 高血压肾小动脉硬化

C. 慢性肾小球肾炎

D. 慢性间质性肾炎

E. 以上都不对

21. 患者，男，45 岁。患慢性肾小球肾炎已 7 年，目前蛋白尿明显，水肿明显，尿少、血压正常，血肌酐正常。目前其主要护理问题为

A. 营养失调：低于机体需要量

B. 有感染的危险

C. 生活自理缺陷

D. 体液过多

E. 体温过高

22. 某患者，女，45 岁。慢性肾小球肾炎尿毒症，因酸中毒给予碱性药物静脉滴注，滴注即将完毕时突然出现手足抽搐，此时首要的护理措施为

A. 吸氧

B. 地西泮肌内注射

C. 苯妥英钠肌内注射

D. 10% 葡萄糖酸钙静脉注射

E. 以上都不对

23. 某慢性肾炎肾病型女患者，经住院治疗病情缓解。当其咨询保健知识时，护士指导中不妥的是

A. 注意个人卫生

B. 长期禁盐

C. 维持激素治疗

D. 避孕

E. 多休息

24. 一慢性肾炎性肾病综合征尿毒症期患者，近 1 个月来厌食、瘙痒，前日起呕吐。体查：T 37.8℃，BP 172/120 mmHg，神清，贫血貌，心肺检查无异常，血红蛋白 50 g/L，尿蛋白（+），尿比重 1.010，血肌酐 795 μmoL/L，血钾 4.0 mmoL/L，护理该患者，最重要的是

A. 每日测血压 2 次

B. 每日测体重 1 次

C. 每日测体温一次

D. 每日记录出入液量

E. 以上都不对

【A3/A4 型题】

（25～26 题共用题干）

患者，女，45 岁，疲乏无力。查体：水肿，血压 170/100 mmHg，血尿，尿蛋白 1.5 g/d。

25. 此患者可诊断为

A. 肾病综合征

B. 肾盂肾炎

C. 慢性肾小球肾炎

D. 急性肾衰竭

E. 慢性肾衰竭

26. 对此病治疗错误的是

A. 利尿消肿

B. 高蛋白高磷饮食

C. 应用抗血小板药

D. 降血压

E. 避免劳累

（27～28 题共用题干）

患者，女，35 岁，患慢性肾炎 4 年，目前蛋白尿（++），血压和肾功能正常。

27. 此病的临床特点是

A. 发病急骤

B. 大多与急性肾炎有关

C. 病变进展缓慢

D. 多见于儿童

E. 发病与季节有关

28. 导致其病情加重肾功能损害最常见的诱因是
A. 劳累
B. 感染
C. 高血压
D. 使用肾毒性药物
E. 贫血
（29～30 题共用题干）
患儿，女，5 岁，因肾病综合征入院，表现有水肿、蛋白尿，目前无感染迹象。
29. 患儿入院后，护士为他制订护理计划，下列哪项不妥
A. 测量体重
B. 绝对卧床休息
C. 详细记录出入液量
D. 不限制液体摄入
E. 蛋白质摄入量为每天 2 g/kg
30. 为了帮助患儿减轻眼睑水肿，护士最好采取下列哪种方法
A. 抬高患儿床头
B. 缩短患儿看电视的时间
C. 生理盐水冲洗患儿眼睛
D. 冷敷患儿双眼，每日数次
E. 建议患儿多卧床休息
（31～33 题共用题干）
患者，女，慢性肾炎性肾病综合征患者，近 2 个月来水肿明显。查体：T：37.2℃，血压 155/95 mmHg，神清，贫血貌，心肺检查无异常，尿蛋白（+++）。
31. 该患者最主要的护理问题是
A. 体液过多
B. 知识缺乏
C. 呼吸困难
D. 皮肤完整性受损
E. 焦虑
32. 做尿常规检查应留取
A. 12 小时尿液
B. 24 小时尿液，加入 5 mL 甲苯
C. 新鲜尿液
D. 4 小时尿液
E. 24 小时尿液，检查前低蛋白饮食
33. 该患者饮食护理应
A. 蛋白摄入量应为正常摄入量，即 1 g/(kg·d)
B. 选用低生物效价的蛋白
C. 脂肪能占总热量的 60%

D. 多吃饱和脂肪酸食物
E. 钠的摄入不超过 8 g/d

二、名词解释

肾病综合征

三、简答题

1. 慢性肾炎的诊断要点有哪些?
2. 试述肾病综合征主要的临床表现。
3. 说明原发肾病综合征患者饮食及预防感染的护理措施。

四、病例分析

患者,男,30 岁。全身严重水肿 2 个月入院。患者 2 个月前开始出现晨起时眼睑水肿,发展到全身,辅助检查:尿常规检查为大量蛋白尿,24 小时尿蛋白定量测定大于6.5 g。血清白蛋白低于 25 g/L。血脂偏高。初诊:肾病综合征。

问题:1. 请列出 5 个主要的护理诊断。
2. 请标出首优的护理诊断。
3. 请根据患者的情况制定个体化的护理措施。

参考答案

一、选择题

1. B 2. D 3. D 4. A 5. C 6. B 7. D 8. C 9. A 10. B 11. A 12. C 13. B
14. A 15. D 16. D 17. B 18. C 19. D 20. C 21. D 22. D 23. B 24. D 25. C
26. B 27. C 28. B 29. D 30. E 31. A 32. C 33. A

二、名词解释

肾病综合征:为一组临床症候群,不是独立疾病,表现为大量蛋白尿,24 小时蛋白 >3.5 g,低蛋白血症,血浆白蛋白 <30/L,常伴高度水肿高脂血症。

三、简答题

1. 答:慢性肾炎的诊断要点:凡蛋白尿持续 1 年以上伴有血尿、水肿、高血压和肾功能不全,排除继发性肾炎、遗传性肾炎和慢性肾盂肾炎后,可诊断。

2. 答:肾病综合征主要临床表现:大量蛋白尿、低蛋白血症、水肿、高脂血症、并发症(感染,血栓、栓塞,急性肾衰竭,其他如冠心病)。

3. 答:(1)饮食护理:①蛋白质每日 0.8 ~1 g/kg,其中 60% 为优质蛋白如瘦肉、鸡肉、鱼肉;②低盐 <3 g/d;③多食植物油;④充足热量每日 126 ~147 kJ/kg;⑤尿量 <1000 ml/d 可不必过分限水。(2)预防感染的护理:做好患者口腔、皮肤清洁,三餐前后要漱口,定期洗

澡；每日冲洗会阴1次，擦澡要轻，以防皮肤破损，病室空气地面定期消毒，上述护理让患者了解目的，予以配合，预防呼吸道、泌尿道及皮肤感染发生。

四、病例分析

答：1. 护理诊断

(1)体液过多”　与低蛋白血症致血浆胶体渗透压下降等有关。

(2)营养失调：低于机体需要量　与大量蛋白尿、摄入不足及吸收障碍有关。

(3)有感染的危险　与机体抵抗力下降、激素和(或)免疫抑制药的应用有关。

(4)有皮肤完整性受损的危险　与皮肤水肿、营养不良有关。

(5)潜在并发症：血栓形成、急性肾衰竭、感染、心脑血管并发症。

2. 首优的护理诊断

体液过多　与低蛋白血症致血浆胶体渗透压下降等有关。

3. 护理措施

(1)活动与休息：凡有重度水肿、低蛋白血症者需卧床休息。水肿消失、一般情况好转后，可起床活动。

(2)饮食护理：给予正常量的优质蛋白饮食。保证热量供给。水肿时予以低盐(<3 g/d)饮食。为降低高脂血症，应少进富含饱和脂肪酸(动物油脂)的饮食，而多吃富含多聚不饱和脂肪酸及富含可溶性纤维的饮食。

(3)病情观察：监测患者的生命体征和体重，详细记录患者24小时出入液量，特别是尿量变化。中、重度水肿患者应严格控制水的摄入。饮水原则：前一日尿量加500 mL，并给予低盐饮食。观察有无感染征象，定期监测尿常规、肾功能、血浆白蛋白、血清电解质等变化。

(4)用药护理：观察药物疗效与不良反应

(5)预防感染：保持环境清洁，定时开门窗通风换气，定期进行空气消毒(可用紫外线或过氧乙酸空气喷雾)，保持室内温度和湿度适宜；每日用消毒溶液拖地、擦桌椅；尽量减少非病室人员的走动和探访人次，特别限制上呼吸道感染者探访。

(6)心理护理：多沟通交流，取得患者信任；让治疗效果好的患者多与其他患者交流，树立信心。

第三节　尿路感染患者的护理

一、选择题

【A1型题】

1. 肾盂肾炎最常见的致病菌是

A. 阴沟肠杆菌

B. 溶血性链球菌

C. 表皮葡萄球菌

D. 大肠埃希菌

E. 以上都不对

2. 急性肾盂肾炎患者最常见的是

A. 尿蛋白(++)

B. 尿红细胞 >3/HP

C. 菌落计数 10 的 4 次方

D. 尿白细胞 >5/HP

E. 以上都不对

3. 急性肾盂肾炎的女青年，治愈出院时给予保健指导，其中错误的是

A. 避免劳累

B. 低盐饮食

C. 多饮水，勤排尿

D. 禁止盆浴

E. 多休息

4. 急性肾盂肾炎最重要的护理措施是

A. 卧床休息

B. 观察药物不良反应

C. 多饮水

D. 每日留尿送检

E. 心理护理

5. 肾盂肾炎的易感因素不包括

A. 尿路梗阻

B. 机体抵抗力降低

C. 女性

D. 口腔感染

E. 尿流不畅

6. 减轻尿路刺激征的重要措施是

A. 多饮水

B. 卧床休息

C. 听音乐

D. 松弛术

E. 膀胱区按摩

7. 急性肾盂肾炎的临床表现中，最不可能出现的是

A. 尿路刺激征

B. 肋脊角压痛

C. 高热畏寒

D. 夜尿增多

E. 血尿

8. 有关清洁中段尿培养标本的采集正确的是

A. 消毒剂清洗外阴

B. 使用抗生素药物前收集
C. 饮水 1000 mL 后采集
D. 采集后应留置一段时间后送检
E. 以上都不对

9. 易致泌尿系统感染的检查是
A. 酚红排泄试验
B. 逆行肾盂造影
C. 膀胱 B 超检查
D. 静脉肾盂造影
E. 以上都不对

【A2 型题】

10. 某女士，28 岁。因畏寒，发热 1 日，腰痛伴尿路刺激征半日入院，初步诊断为急性肾盂肾炎，鼓励患者多饮水主要目的是
A. 加速退热
B. 保持口腔清洁
C. 促进细菌、毒素排除
D. 减少药物不良反应
E. 以上都不对

11. 引起肾盂肾炎患者尿路感染最常见的致病菌为
A. 葡萄球菌
B. 铜绿假单胞菌
C. 大肠埃希菌
D. 克雷伯杆菌
E. 金葡菌

12. 引起肾盂肾炎的最主要的感染途径是
A. 上行感染
B. 血行感染
C. 直接感染
D. 下行感染
E. 血源感染

13. 患者，女，30 岁，急性肾盂肾炎已临床治愈，出院时的保健指导措施不应包括
A. 避孕一年
B. 多饮水，勤排尿
C. 注意个人卫生
D. 禁盐饮食
E. 维持激素治疗

14. 患者，女，40 岁，因患急性肾盂肾炎，应用阿米卡星治疗 9 天，症状消失，尿液检查阴性。此时至停药的时间是
A. 3 ~ 5 天

B. 1～2 天

C. 7～10 天

D. 11～15 天

E. 以上都不对

15. 患者，女，40 岁，突然寒战、高热，伴尿频、尿急、尿痛，右肾区叩击痛 2 天。尿常规白细胞（+++），红细胞（++）。最可能的临床诊断是

A. 急性肾炎

B. 急性肾盂肾炎

C. 慢性肾炎

D. 肾肿瘤

E. 以上都不对

【A3/A4 型题】

（16～19 题共用题干）

患者，女，35 岁。腰酸、乏力 4 天，尿频，伴尿急、发热、恶心 2 天。体检：T39℃，神清，心肺无异常，腹软，两肾区叩击痛，双下肢无水肿。血常规：WBC13.6 $\times 10^9$，尿蛋白（+），尿沉渣白细胞 9/HP，红细胞 0～1/HP。

16. 最可能的疾病是

A. 尿道炎

B. 急性肾盂肾炎

C. 慢性肾盂肾炎

D. 急性肾炎

E. 慢性肾炎

17. 确诊还应做的检查是

A. 内生肌酐清除率

B. 酚红排泄率试验

C. 血肌酐及尿素氮测定

D. 中段尿细菌培养和菌落计数

E. 静脉肾盂造影

18. 下列护理措施中错误的一项是

A. 卧床休息

B. 清淡易消化的食物

C. 观察药物不良反应

D. 限制液体摄入量

E. 收集清晨第一次尿做培养

19. 主要护理诊断及合作性问题错误的是

A. 体温过高

B. 排尿异常：尿频、尿急、尿痛

C. 不舒适：恶心、乏力、腰酸

D. 体液过多

E. 潜在的并发症：肾周围脓肿

二、名词解释

1. 尿路感染
2. 无症状性菌尿
3. 少尿
4. 无尿
5. 蛋白尿

三、简答题

尿路感染的易感因素有哪些？为什么女性容易发生尿路感染？

参考答案

一、选择题

1. D　2. D　3. B　4. C　5. D　6. A　7. D　8. B　9. B　10. C　11. C　12. A　13. D
14. A　15. B　16. B　17. D　18. D　19. D

二、名词解释

1. 尿路感染：简称尿感，是由于各种病原微生物感染所引起的尿路急、慢性炎症。

2. 无症状性菌尿：又称隐匿型尿感，即有真性菌尿但无尿路感染的症状，多见于老人和孕妇。

3. 少尿：每 24 小时尿量少于 400 mL，或每小时尿量少于 17 mL。

4. 无尿：每 24 小时尿量少于 100 mL，或 12 小时完全无尿。

5. 蛋白尿：尿蛋白定性试验阳性或定量试验超过 150 mg/24 h 尿时，称蛋白尿。

三、简答题

答：易感因素有：①女性；②尿流不畅或尿液反流；③使用尿道插入性器械；④机体抵抗力低下；⑤尿道口周围或盆腔炎症。

因为女性尿道短而直，尿道口离肛门近而易被细菌污染。

第四节　肾衰竭患者的护理

一、选择题

【A1 型题】

1. 慢性肾功能衰竭临床表现中，下列哪项为最早、最常出现的症状

A. 高血压
B. 心力衰竭
C. 动脉粥样硬化
D. 胃肠道症状如食欲不振、恶心、呕吐等
E. 以上都不对
2. 引起慢性肾衰竭患者贫血最重要的原因是
A. 铁的摄入减少
B. 血液透析失血及频繁抽血化验导致失血
C. 红细胞生存周期缩短
D. 肾产生红细胞生成素减少
E. 以上都不对
3. 下列检查结果提示肾功能衰竭患者进入尿毒症期的是
A. 肾小球滤过率降至 50 mL/min
B. 内生肌酐清除率降至 30 mL/min
C. 内生肌酐清除率降至 20 mL/min
D. 血肌酐达到 707 μmmoL/L 以上
E. 以上都不对
4. 慢性肾衰竭患者出现下列哪种表现提示病情危重
A. 胃肠道表现
B. 高血压
C. 尿毒症性心包炎
D. 贫血
E. 以上都不对
5. 治疗肾性贫血的特效药是
A. 重组红细胞生成素
B. 铁剂
C. 叶酸
D. 骨化三醇
E. 以上都不对
6. 尿毒症患者必有的症状是
A. 胃肠道表现
B. 高血压
C. 病毒性心包炎
D. 贫血
E. 以上都不对
7. 慢性肾衰竭患者发生少尿、高钾血症时的护理措施不当的是
A. 观察血钾报告和心电图变化
B. 忌输库血
C. 可适当输新鲜血

D. 采血钾标本时采血部位要扎紧
E. 卧床休息
8. 肾功能衰竭尿毒症最早出现的症状是
A. 咳嗽，胸痛
B. 厌食，恶心，呕吐
C. 皮肤黏膜出血
D. 血压升高
E. 以上都不对
9. 慢性肾衰竭时尿中可见
A. 脂肪管型
B. 红细胞管型
C. 颗粒管型
D. 蜡样管型
E. 以上都不对
10. 护理肾衰竭少尿期患者，下列叙述哪项正确
A. 大量补液
B. 摄入含钾食物
C. 禁用库存血
D. 及时补充钾盐
E. 卧床休息
11. 急性肾衰竭少尿或无尿期饮食的处理不正确的是
A. 热量供应以蛋白质为主
B. 热量供应以糖为主
C. 可给适量的脂肪乳剂
D. 高维生素
E. 足够热量
12. 诱发尿毒症的主要原因
A. 贫血
B. 心力衰竭
C. 酸中毒
D. 感染
E. 以上都不对
13. 长期卧床的慢性肾衰竭患者，其水肿的分布特点是
A. 以踝内侧明显
B. 以胫前部明显
C. 以颜面部明显
D. 以腰背部、骶尾部明显
E. 以眼睑明显
14. 慢性肾衰竭的主要死亡原因不包括

A. 贫血
B. 肺部感染
C. 泌尿系感染
D. 动脉粥样硬化
E. 内分泌失调

【A2 型题】

15. 患者，女，50 岁，肾病肾衰竭患者，昏迷伴深大呼吸，应首先考虑
A. 高钾血症
B. 代谢性酸中毒
C. 低血钙
D. 高镁血症
E. 以上都不对

16. 患者，女，表现为高度水肿、低蛋白血症、高胆固醇血症、大量蛋白尿，可考虑为
A. 慢性肾盂肾炎
B. 慢性肾炎高血压型
C. 急性肾炎
D. 肾病综合征
E. 以上都不对

17. 某肾衰竭尿毒症患者，每天早晨出现恶心呕吐，对症护理措施为
A. 临睡勿进食，勿进水
B. 临睡吃少量点心
C. 睡前饮水 1 ~ 2 次
D. 晨间饮水 1 ~ 2 次
E. 少喝水

18. 患者，40 岁。慢性肾小球肾炎 7 年，先有头昏、嗜睡、定向力障碍。内生肌酐清除率 25 mL/min，血尿素氮 60 mmoL/L，合理的饮食是
A. 高热量、优质低蛋白、高维生素
B. 高热量、高维生素、高钾
C. 高热量、优质高蛋白、高维生素
D. 优质高蛋白、高糖、低钙饮食
E. 高热量、高蛋白饮食

19. 患者，女，45 岁。患尿毒症，在静脉输入 5% 碳酸氢钙溶液的过程中，突发手足抽搐。首选应给予
A. 口服碳酸钙
B. 静脉注射葡萄糖酸钙
C. 静脉注射安定
D. 静脉注射苯妥英钠
E. 以上都不对

20. 患者，女，55 岁。慢性肾衰竭患者，出现胸闷、咳嗽、烦躁不安。查体：端坐位，口

唇发绀，颈静脉怒张。心界向两侧扩大，心音减弱，两肺底有细湿啰音。最有可能发生的情况是

A. 尿毒症性肺炎

B. 尿毒症性胸膜炎

C. 尿毒症性心力衰竭

D. 尿毒症性心包炎

E. 以上都不对

【A3/A4 型题】

（21～24 题共用题干）

患者，女，50 岁。慢性肾小球肾炎 10 年，伴高血压 5 年，近 1 个半月来食欲下降，精神萎靡、疲乏，且常出现鼻出血，一天前发现大便颜色黑亮似柏油样。门诊检查肾功能示：血肌酐 795 μmoL/L、血尿素氮 8.9 mmoL/L。

21. 该患者最可能的诊断是

A. 肾功能不全代偿期

B. 肾功能不全失代偿期

C. 肾衰竭期

D. 肾功能不全尿毒症期

E. 氮质血症期

22. 护士对患者大便颜色改变的原因的解释正确的是

A. 进食了某些食物

B. 血小板容易破坏而导致消化道出血

C. 红细胞寿命缩短

D. 铁、叶酸缺乏

E. 某些代谢产物抑制骨髓造血功能

23. 下列治疗中可代替失去功能的肾脏排泄各种毒物的疗法是

A. 治疗原发病

B. 饮食治疗

C. 必需氨基酸应用

D. 对症治疗

E. 透析治疗

24. 责任护士提出的护理问题中不妥的是

A. 营养不良：低于机体的需要量

B. 有感染的危险

C. 活动无耐力

D. 组织完整性受损：出血

E. 家庭应对无效

二、名词解释

慢性肾衰竭

三、简答题

1. 慢性肾衰根据血肌酐浓度怎样分期？
2. 尿毒症患者出现高钾血症时如何紧急处理？
3. 体液过多的征象有哪些？
4. 慢性肾衰如何合理饮食？

四、病例分析

患者，女，36 岁，面部水肿，镜下血尿和蛋白尿 3 年，1 个月来由于食欲下降未按医生规定限盐，饮水又偏多，一周来发现水肿加重，伴尿少，每日尿量 1000 mL 左右。查体：BP 150/100 mmHg，面色苍白，眼睑颜面水肿，双下肢明显可凹陷性水肿，心、肺、腹未见异常，尿蛋白(+ + +)，尿红细胞 20/HP，血红蛋白 7 g/dl，肌酐清除率 15 mL/min，血 BUN 22 mmoL，血肌酐 450 μmoL/L。初诊：慢性肾衰竭。

问题：1. 请列出 5 个主要的护理诊断。

2. 请标出首优的护理诊断。

3. 请根据患者的情况制定个体化的护理措施。

参考答案

一、选择题

1. D 2. D 3. D 4. C 5. A 6. D 7. D 8. B 9. D 10. C 11. A 12. D 13. D 14. A 15. B 16. D 17. C 18. A 19. B 20. D 21. D 22. B 23. E 24. E

二、名词解释

慢性肾衰竭：各种肾脏疾病进行性发展最终结局，主要表现为肾功能减退、代谢产物潴留引致全身各系统症状及水、电解质、酸碱平衡失调的一组临床综合征。

三、简答题

答：1. 肾储备能力下降期：肌酐正常；

氮质血症期：肌酐高于正常，<450 μmol/L；

肾衰竭期：肌酐 450 ~ 707 μmol/L；

尿毒症期：肌酐 >707 μmol/L；

2. 答：①给予 10% 的葡萄糖酸钙 10 ~ 20 mL 稀释后缓慢静脉推注(不少于 5 分钟)；②5% 的碳酸氢钠或 11.2% 乳酸钠 100 ~ 200 mL 静脉滴注；③50% 葡萄糖液 50 mL 加普通胰岛素 10 U 缓慢静脉注射；④钠离子交换树脂 15 ~ 30 g 口服，每天 3 次；⑤透析治疗。

3. 答：①有无水肿；②每天的体重有无增加，若每天增加 0.5 kg 以上则补液过多；③血清钠浓度是否正常；④中心静脉压高于 12 cmH_20。⑤胸部 X 片血管显影有无肺充血征象；⑥有无感染征象。

4.答：慢性肾衰竭合理饮食：①蛋白质：根据患者 GRF 调整，GRF < 50 mL/min 时应限制蛋白质的摄入，0.6 ~0.8 g/(kg · d)，GRF < 5 mL/min 时每天蛋白质的摄入量不超过 20 g 或0.3 g/(kg · d)；GRF 在 5 ~ 10 mL/min 时，蛋白质的摄入量为 25 g 或 0.4 g/(kg · d)；GRF 在 10 ~20 mL/min 时，蛋白质的摄入量为 35 g 或 0.6 g/(kg · d) GRF ＞20 mL/min 时，蛋白质的摄入量为 40 g 或 0.7 g/(kg · d)。②热量：足够热量，126 kJ/kg，给予较多的植物油和糖富含维生素 C 和 B 族的维生素和叶酸的食物。③盐分和水分：严格记录 24 h 出入水量，限制钠盐和入水量。④改善患者的食欲。⑤必需氨基酸疗法护理。检测肾功能和营养状况。

四、病例分析

答：1. 护理诊断

(1)体液过多　与水钠潴留有关。

(2)活动无耐力　与心脏病变、贫血、水、电解质和酸碱平衡失调有关。

(3)有皮肤完整性受损的危险　与水肿、皮肤瘙痒、凝血障碍及机体抵抗力低下有关。

(4)有感染的危险　与机体免疫功能低下、白细胞功能异常及透析有关。

(5)潜在并发症：水、电解质和酸碱平衡失调，心力衰竭，肾性骨病。

2. 首优的护理诊断

体液过多　与水钠潴留有关。

3. 护理措施

(1)休息与活动：休息，避免过度劳累。长期卧床者，适当进行床上活动。

(2)饮食护理：限制水、钠及蛋白的摄入。水盐摄入：患者尿量可达 1000 mL/d，故适量限水，遵医嘱每日摄水量 1000 mL，钠盐 1 g/d。患者属中度水肿，暂按每日每公斤体重 0.6 g 蛋白质，其中 60 % 以上为优质蛋白，同时保证充足的热量摄入，每日 126 ~147 kJ/kg。

(3)病情观察：询问患者有何不适，是否按规定进食，限水盐；观察眼睑面部及下肢水肿程度及变化；准确记录出入量，出量包括尿量、大便量、呕吐物；隔日测量体重，以观察水肿消长情况。

(4)皮肤护理：清洁皮肤，减轻瘙痒；皮肤干燥时，予温和洗液，涂润肤剂；勤剪指(趾)甲，保护好水肿部位的皮肤；皮肤瘙痒，嘱患者切勿用力搔抓，以免被抓破或擦伤而引起皮肤感染，必要时予止痒剂如炉甘石；水肿时抬高患者水肿部位。

(5)用药护理：观察药物疗效与不良反应，禁输库存血。

(6)预防感染：保持环境清洁，定时开门窗通风换气，定期进行空气消毒，保持室内温度和湿度适宜；每日用消毒溶液拖地；尽量减少非病室人员的走动和探访人次，特别限制上呼吸道感染者探访。

(张娟)

第五章　血液系统疾病患者的护理

第一节　血液系统疾病患者常见症状体征的护理

一、选择题

【A1 型题】

1. 人体吸收铁的部位主要在

A. 胃

B. 十二指肠及空肠上段

C. 十二指肠球部

D. 空肠下段

E. 以上都不对

2. 哪项是严重出血的征象

A. 口腔黏膜出现血疱

B. 刷牙时牙龈出血

C. 鼻腔黏膜出血

D. 轻微外伤后皮下出血

E. 以上都不对

3. 出血倾向患者不能进食粗糙过硬食物，何故

A. 不易消化

B. 防消化道出血

C. 营养不佳

D. 缺乏铁质

E. 以上都不对

4. 血液病患者需要进行保护性隔离，说明白细胞低于

A. $1.0\times10^{9}/L$

B. $1.5\times10^{9}/L$

C. $2.0\times10^{9}/L$

D. $2.5\times10^9/L$
E. $3.0\times10^9/L$
5. 血液病患者由于粒细胞减少而感染，首要的护理诊断是
A. 有窒息的危险
B. 有感染的危险
C. 呼吸型态变化
D. 气体交换受损
E. 活动无耐力
6. 血液病患者继发肺部感染可出现
A. 呕鲜血带食物残渣
B. 尿频、尿急、尿痛
C. 大便脓血
D. 咳嗽、咳痰
E. 尿血
7. 贫血患者最具特征的表现为
A. 皮肤黏膜苍白
B. 头晕
C. 乏力
D. 心悸
E. 脉速
8. 正常人的主要造血器官为
A. 肝脏
B. 脾脏
C. 淋巴结
D. 骨髓
E. 肾
9. 成年女性贫血是指外周血中血红蛋白
A. <110 g/L
B. <100 g/L
C. <120 g/L
D. <130 g/L
E. <90 g/L
10. 关于鼻出血的护理，下列哪项是错误的
A. 后鼻孔行油纱布条填塞术后，应定时向鼻腔滴入无菌液体石蜡
B. 少量出血，可用1∶1000肾上腺素棉球填塞鼻腔压迫后止血
C. 出血不止时可用油纱布条行后鼻孔填塞压迫止血
D. 指导患者及时将鼻孔内血痂用手挖出，以免感染
E. 卧床休息
11. 下列哪项最能反映贫血的实验室检查指标为

A. 红细胞计数

B. 红细胞沉降率

C. 网织红细胞计数

D. 血红蛋白量

E. 以上都不对

12. 关于贫血的描述中错误的是

A. 急性贫血的症状比慢性贫血的明显

B. 贫血症状的严重程度与贫血发生的速度和程度相关

C. 老年人或心肺疾病者对贫血已经耐受，症状相对较轻

D. 慢性贫血，由于机体缺氧已适应，故即使贫血很重，症状也可以较轻

E. 贫血的症状与贫血的原因有关

13. 当血小板低于下列哪项时，应警惕颅内出血

A. $100\times10^9/L$

B. $80\times10^9/L$

C. $20\times10^9/L$

D. $40\times10^9/L$

E. $60\times10^9/L$

【A2 型题】

14. 患者女性，42 岁，高热 3 天伴咽痛，寒战、咳嗽、咳黄痰，体温 39.8℃，入院确诊为急性白血病，对该患者的降温措施是

A. 头部冷敷

B. 乙醇擦浴

C. 遵医嘱用退热剂

D. 物理降温

E. 以上都不对

15. 患者，男性，32 岁，有出血倾向，嘱其多休息，减少活动，为了

A. 防止外伤出血

B. 减少氧耗量

C. 减慢血循环

D. 缓解呼吸困难

E. 以上都不对

16. 患者，女，28 岁，妊娠 25 周，近来乏力显著，面色苍白，来院就诊。检查显示：血红蛋白 75 g/L，白细胞 $4.3\times10^9/L$，血小板 $120\times10^9/L$，其主要的护理问题是

A. 有感染的危险

B. 潜在并发症：脑出血

C. 有受伤的危险

D. 气体交换受损

E. 营养失调：低于机体需要量

二、名词解释

1. 血液病
2. 贫血
3. 出血倾向
4. 总铁结合力
5. 储存铁

参考答案

一、选择题

1. B 2. A 3. B 4. A 5. B 6. D 7. A 8. D 9. B 10. D 11. D 12. C 13. C 14. C 15. A 16. C

二、名词解释

1. 血液病：指原发于和主要累及造血系统的疾病，而造血系统包括血液、骨髓、脾、淋巴及分散在全身各处的淋巴和单核吞噬细胞(也称网状内皮)系统。

2. 贫血：指外周血液在单位容积内的血红蛋白量、红细胞数和(或)红细胞压积低于正常低值的一种病理状态。

3. 出血倾向：指各种异常出血或易出血不止。

4. 总铁结合力：指能与血清铁结合的转运铁蛋白(一种 β1 球蛋白)。

5. 储存铁：健康成人体内含铁量男为 50 mg/kg，女为 35 mg/kg，其中 65% 的铁储存在于血红蛋白中，30% 以铁蛋白的形式储存于肝、脾、骨髓等处。

第二节 贫血患者的护理

一、选择题

【A1 型题】

1. 口服铁剂的注意事项中，错误的是
A. 向患者说明服用铁剂后可出现黑便
B. 服用铁剂前后一小时禁饮浓茶
C. 症状改善后停药
D. 服用铁剂溶液时要用吸管吸入咽下
E. 可与维生素 C 同服

2. 重症再生障碍性贫血患者的临床表现特点是
A. 贫血

B. 出血
C. 出血 + 感染
D. 感染
E. 肝脾肿大
3. 缺铁性贫血的血细胞特点
A. 粒细胞多
B. 血小板多
C. 白细胞大
D. 红细胞体积小、中央淡染区扩大
E. 以上都不对
4. 诊断造血系统疾病最有诊断意义的检查是
A. 周围血象
B. 骨髓检查
C. 淋巴结穿刺
D. X 线检查
E. 血细胞计数
5. 贫血的客观体征中最常见的是
A. 心悸，心率加快
B. 稍活动即感呼吸困难
C. 皮肤黏膜苍白，尤以睑结膜、口唇、指甲处明显
D. 多尿、低比重尿和蛋白尿等
E. 舌炎
6. 检查网织红细胞的目的是
A. 了解血清铁的含量
B. 了解骨髓的造血功能
C. 了解网状皮肤组织的功能
D. 了解贫血的严重程度
E. 了解血红蛋白的量
7. 不符合再障诊断是
A. 感染、贫血
B. 脾、肝、淋巴结肿大
C. 全血细胞减少
D. 淋巴细胞相对增多
E. 出血
8. 各种贫血的护理问题中，首要的是
A. 营养失调：低于机体需要量
B. 有感染的危险
C. 心排出量减少
D. 活动无耐力

E. 体温升高

9. 缺铁性贫血所引起的特异性表现

A. 精神萎靡

B. 口唇苍白

C. 匙状指

D. 食欲减退

E. 心悸

10. 贫血最突出的体征是

A. 头晕

B. 记忆力减退

C. 皮肤黏膜苍白

D. 心悸

E. 脉速

11. 我国最常见的贫血类型是

A. 再生障碍性贫血

B. 缺铁性贫血

C. 巨幼细胞性贫血

D. 溶血性贫血

E. 大细胞性贫血

12. 贫血的定义是指单位容积中外周血液的

A. 循环血容量低于正常低限

B. 红细胞数和血红蛋白量低于正常

C. 红细胞数和红细胞比容低于正常

D. 红细胞数、血红蛋白量和/或红细胞比容低于正常

E. 血红蛋白量低于正常

13. 依据患者的 Hb 浓度，贫血的诊断标准是

A. Hb < 150 g/L

B. 男 Hb < 120 g/L，女 Hb < 110 g/L

C. Hb < 90 g/L

D. Hb < 60 g/L

E. Hb < 80 g/L

14. 再障与白血病临床表现不同的是

A. 贫血

B. 出血

C. 感染

D. 肝、脾、淋巴结肿大

E. 以上都不对

15. 小细胞低色素性贫血常为

A. 巨幼细胞性贫血

B. 缺铁性贫血
C. 溶血性贫血
D. 失血性贫血
E. 以上都不对
16. 中度贫血是指
A. Hb < 150 g/L
B. 男 Hb < 120 g/L，女 Hb < 110 g/L
C. Hb < 90 g/L
D. Hb < 60 g/L
E. Hb < 30 g/L
17. 成年人缺铁性贫血最常见的病因是
A. 尿毒症
B. 慢性失血
C. 肝炎
D. 妊娠
E. 婴幼儿
18. 某贫血患者，皮肤嫩白，护士检查时最能反映贫血的部位是
A. 面颊皮肤及上腭黏膜
B. 手背皮肤及口腔黏膜
C. 耳郭皮肤
D. 睑结膜、指甲、口唇
E. 面部皮肤
19. 贫血患者服用铁剂后出现黑便最可能的原因是
A. 引起肠黏膜破溃出血
B. 引起上消化道出血
C. 腐蚀肠壁血管引起出血
D. 在肠道细菌作用下生成硫化铁所致
E. 以上都不对
20. 最常见的引起再障的药物是
A. 青霉素
B. 红霉素
C. 氯霉素
D. 庆大霉素
E. 罗红霉素
21. 关于再障的描述，下列哪项是错误的
A. 是骨髓造血功能衰竭引起的一类贫血
B. 肝、脾、淋巴结多肿大
C. 重型再障进展迅速，死亡原因常为脑出血和严重感染
D. 贫血往往是慢性再障的首发和主要表现

E. 无肝脾肿大

22. 下列哪项不是再障的常见临床表现

A. 贫血

B. 多有出血

C. 肝、脾、淋巴结多无肿大

D. 骨髓增生极度活跃

E. 感染

23. 当再障患者血小板低于 $20 \times 10^9/L$ 时，患者出现剧烈头痛、呕吐，应警惕的并发症是

A. 眼底出血

B. 鼻出血

C. 脑出血

D. 关节出血

E. 皮肤出血

24. 缺铁性贫血的血象为

A. 大细胞高色素

B. 正细胞正色素

C. 小细胞低色素

D. 大细胞低色素

E. 正细胞低色素

25. 下列选项中能反映骨髓造血功能的是

A. 红细胞数

B. 网织红细胞数

C. 血红蛋白数

D. 铁蛋白量

E. 以上都不对

26. 缺铁性贫血最主要的铁是

A. 储存铁

B. 血清铁

C. 蛋白质

D. 甲状腺素

E. 以上都不是

27. 急性再障临床表现特点是

A. 贫血

B. 出血

C. 出血 + 感染

D. 感染

E. 肝脾肿大

28. 哪项不是再障的护理诊断

A. 组织完整性受损

B. 体液过多

C. 有感染的危险

D. 活动无耐力

E. 潜在并发症：颅内出血

【A2 型题】

29. 某患者，诊断为缺铁性贫血，需口服硫酸亚铁，指导服用方法应

A. 饭前服用

B. 饭后服用

C. 睡前服一次

D. 任何时间都可以

E. 以上都不对

30. 营养师为血液病患者制定的菜谱中，有海带、豆类、番茄、菠菜、动物心脏(心、肝、肾)、鸡蛋黄，你认为此菜谱最适合哪种血液病

A. 急性白血病

B. 再生障碍性贫血

C. 肾性贫血

D. 缺铁性贫血

E. 以上都不对

【A3/A4 型题】

(31～34 题共用题干)

患者女，28 岁，主诉头晕乏力，3 年来月经量多，浅表淋巴结及肝脾未触及肿大，血红蛋白 57 g/L，白细胞 8×10^9/L，血小板 185×10^9/L，血片中可见红细胞中心淡染区扩大，网织红细胞计数 0.005。

31. 明确诊断需做的检查应除外哪项？

A. 骨髓检查

B. 血清铁和总铁结合力

C. 染色体检查

D. 血清铁蛋白检查

E. MCV，MCH，MCHC

32. 寻找病因应做哪项检查

A. 同位素骨扫描

B. 妇科检查

C. 钡剂灌肠

D. ^{51}Cr 红细胞半寿命测定

E. 叶酸维生素 B_{12}测定

33. 除治疗病因外，还应采取哪项措施

A. 血浆输注

B. 补充铁剂

C. 大剂量丙种球蛋白滴注

D. 维生素 B_{12} 和叶酸

E. 红细胞集落刺激因子

34. 对上述治疗效果反应最早的指标是

A. 白细胞数量

B. 血红蛋白含量

C. 网织红细胞计数

D. 叶酸，维生素 B_{12} 含量

E. 铁蛋白浓度

（35～38 题共用题干）

女，17 岁，因持续发热鼻出血、皮肤紫癜 2 周入院，舌尖可见血泡，双下肢可见瘀斑，浅表淋巴结及肝脾无肿大，胸骨压痛阴性，血红蛋白 52 g/L，白细胞 2.0×10^9/L，分类中性粒 0.24，淋巴 0.75，嗜碱性粒细胞 0.01，血小板 22×10^9/L，网织红细胞 0.001，胸部 X 线片示右下肺炎。

35. 本例最可能的诊断是

A. 脾功能亢进

B. 再生障碍性贫血

C. 淋巴瘤

D. 慢性粒细胞白血病

E. 多发性骨髓瘤

36. 明确诊断应先做哪项检查

A. B 超

B. 硫酸亚铁或右旋糖酐铁

C. 骨髓检查

D. MRI

E. 同位素骨扫描

37. 治疗应积极考虑使用

A. 叶酸，维生素 B_{12}

B. 硫酸亚铁或右旋糖酐铁

C. 维生素 C，雄激素

D. 同种异基因造血干细胞移植

E. 促红细胞生成素

38. 关于该患者的预后，哪项描述正确

A. 不积极治疗多于 6～12 个月内死亡

B. 较好，生存期长

C. 一般治疗即可缓解症状

D. 骨髓有病态造血者部分可转成白血病

E. 有染色体异常者预后不良

二、名词解释

1. 缺铁性贫血
2. 再生障碍性贫血

三、简答题

1. 试述缺铁性贫血的常见原因。
2. 试比较急性、慢性型再生障碍性贫血的区别。

参考答案

一、选择题

1. C　2. C　3. D　4. B　5. B　6. B　7. B　8. D　9. C　10. C　11. A　12. B　13. D　14. B　15. D　16. B　17. C　18. B　19. D　20. D　21. C　22. B　23. D　24. C　25. C　26. B　27. A　28. C　29. B　30. D　31. C　32. B　33. B　34. C　35. B　36. C　37. D　38. A

二、名词解释

1. 缺铁性贫血：是体内用来合成血红蛋白的储存铁缺乏，使血红蛋白合成量减少所形成的一种小细胞低色素性贫血。

2. 再生障碍性贫血：是由多种原因致造血干细胞的数量减少和功能异常而引起的一类贫血。

三、简答题

1. 答：任何原因使体内铁缺乏，均可引起缺铁性贫血。其中最常见的原因是：①慢性失血，如消化道出血、钩虫病、痔出血、月经过多等，因体内2/3的铁存在于血红蛋白内，故失血等于失铁；②铁的需要量增加而摄入相对不足所致，如生长期婴幼儿、青少年以及妊娠、哺乳期妇女的需要量显著增加，当食物中铁的供给不能满足需要时即成铁缺乏；③铁的吸收不良，如胃及十二指肠切除、慢性胃肠炎、萎缩性胃炎等可吸收障碍，也可发生缺铁性贫血。

2. 答：急、慢件再障的区别，见下表。

表　急、慢性再障的区别

	急性	慢性
起病	急	缓
出血	严重，常发生内脏出血	轻，皮肤、黏膜多见
感染	严重，常有肺炎、败血症	轻，以上呼吸道为主

续表

	急性	慢性
血象	全血细胞减少严重，网织红细胞 <1%	全血细胞减少轻，网织红细胞 >1%
骨髓象	多部位增生极度低下，无巨核细胞	增生减低或活跃，巨核细胞减少或缺乏
预后	极差，1 年内死亡	较好，多数存活多年

第三节　特发性血小板减少性紫癜患者的护理

一、选择题

【A1 型题】

1. 下列有关特发性血小板减少性紫癜的护理，哪项不妥
A. 眼底出血者警惕颅内出血
B. 避免食用粗硬食物，以免损伤
C. 告知患者本病预后较差
D. 血小板在(50～100)×10^9/L 以下，不要进行强体力活动
E. 低盐低脂饮食

2. 特发性血小板减少性紫癜患者糖皮质激素治疗机制主要是
A. 增加毛细血管通透性
B. 增加脾功能
C. 增加巨核细胞释放血小板
D. 抑制抗血小板抗体生成
E. 以上都不是

3. 慢性特发性血小板减少性紫癜的特点是
A. 皮肤出血
B. 黏膜出血
C. 鼻出血、牙龈出血
D. 持续时间长、常反复发作、症状轻
E. 出血症状重

4. 特发性血小板减少性紫癜患者血小板寿命明显缩短，约为
A. 1～3 天
B. 3～5 天
C. 5～7 天
D. 7～9 天
E. 10～13 天

5. 对特发性血小板减少性紫癜患者进行健康教育，错误的是
A. 认识本病与自身免疫有关
B. 坚持服药，注意药物不良反应
C. 坚持运动，增强体质
D. 定期复查血压、血小板
E. 低盐饮食
6. 急性特发性血小板减少性紫癜治疗首选
A. 糖皮质激素
B. 脾切除
C. 免疫抑制药
D. 输血
E. 丙种球蛋白
7. 过敏性紫癜与血小板减少性紫癜最重要的区别是
A. 对称性分布的下肢皮肤紫癜
B. 毛细血管脆性试验(+)
C. 血小板正常
D. 伴有腹痛
E. 血尿
8. 不符合原发性血小板减少性紫癜的是
A. 血小板减少
B. 毛细血管脆性试验阳性
C. 凝血时间延长
D. 血块回缩不良
E. 血管壁异常
9. 特发性血小板减少性紫癜主要发病机制是
A. 机体产生抗血小板抗体
B. 骨髓造血功能衰竭
C. 凝血因子缺乏
D. 小血管的变态反应性炎症
E. 以上都不是
10. 特发性血小板减少性紫癜患者的护理措施中，最重要的是观察和预防
A. 胃肠道出血
B. 脑出血
C. 鼻出血
D. 尿道出血
E. 以上都不是

【A2 型题】

11. 患者，男性，50 岁，以四肢皮肤反复出现紫癜 1 年余入院。查血小板明显减少，红细胞、白细胞基本正常，应考虑

A. 白血病
B. 缺铁性贫血
C. 贫血
D. 特发性血小板减少性紫癜
E. 过敏性紫癜

【A3/A4 型题】

(12～13 题共用题干)

患者女，28 岁，半年来反复发生两下肢瘀斑，月经量增多。血小板计数 $50\times10^9/L$，血红细胞 $3.0\times10^9/L$，血红蛋白 90 g/L。既往身体健康。初步诊断为慢性特发性血小板减少性紫癜。

12. 治疗应首选
A. 糖皮质激素
B. 脾切除
C. 血浆置换
D. 大剂量丙种球蛋白
E. 血小板悬液

13. 与患者目前病情不符的护理诊断或合作性问题是
A. 组织完整性受损
B. 有受伤的危险
C. 有感染的危险
D. 知识缺乏
E. 潜在并发症：颅内出血

二、名词解释

1. 特发性血小板减少
2. 特发性血小板减少性紫癜

三、简答题

试述特发性血小板减少性紫癜的用药护理。

参考答案

一、选择题

1. D　2. D　3. A4. A　5. C　6. C　7. B　8. A　9. B　10. D　11. D　12. A　13. E

二、名词解释

1. 特发性血小板减少：是一种与自身免疫有关的出血性疾病。
2. 特发性血小板减少性紫癜：是一种自身免疫性出血综合征，也称自身免疫性血小板减少，是血小板免疫性破坏，外周血中血小板减少的出血性疾病。

三、简答题

答：①糖皮质激素：能抑制血小板抗体生成，减少脾对血小板的清除，降低毛细血管通透性，改善出血症状，故为首选药物。用药期间除应观察药物疗效外尚应注意其不良反应如痤疮、多毛等，并应向患者说明长期服用易合并感染、高血压、糖尿病等，需加以注意。②免疫抑制药：可选用长春新碱、环磷酰胺等。应用期间应注意其不良反应，如骨髓造血功能抑制、末梢神经炎。出血性膀胱炎等，必要时应停药。③免疫球蛋白：静脉滴注大剂量免疫球蛋白治疗，可用于严重出血、外科术前准备、妊娠或分娩等。但仍应注意其不良反应，如恶心、头痛、出汗、肌痉挛、发热、寒战等。可减慢滴速，必要时按医嘱注射氟美松、口服扑热息痛等措施加以防治。

第四节　白血病患者的护理

一、选择题

【A1 型题】

1. 治疗急性白血病时，保护静脉的原因是
A. 避免出血
B. 避免静脉炎
C. 以备长期有效静脉注射
D. 避免感染致败血症
E. 以上都不是
2. 慢性粒细胞白血病（简称：慢粒）早期最突出的体征是
A. 发热
B. 出血
C. 脾大
D. 胸骨压痛
E. 以上都不是
3. 急性白血病患者突然出现高热，主要原因是
A. 新陈代谢亢进
B. 并发感染
C. 白血病细胞浸润
D. 化疗过敏反应
E. 以上都不是
4. 在成年患者中，最多见的白血病类型是
A. 慢性粒细胞白血病
B. 慢性淋巴细胞白血病

C. 幼淋巴细胞白血病
D. 急性粒细胞白血病
E. 以上都不是
5. 引起白血病的病因中不包括下列哪项
A. 化学因素
B. 细菌感染
C. 遗传因素
D. 电离辐射
E. 以上都不是
6. 急性白血病和慢性白血病的主要区别是
A. 肝脾是否肿大
B. 感染严重程度
C. 白血病细胞成熟程度
D. 贫血严重程度
E. 以上都不是
7. 防止中枢神经系统白血病药物中，首选的是
A. 长春新碱
B. 泼尼松
C. 柔红霉素
D. 甲氨蝶呤
E. 白消安
8. 白血病患者化疗期间需要口服别嘌呤醇，目的是
A. 抑制尿素合成
B. 抑制尿酸合成
C. 加强化疗药物的疗效
D. 加强尿酸的排泄
E. 以上都不是
9. 白血病患者护理措施中，错误的是
A. 解除精神压力
B. 充分休息以减少体力消耗
C. 加强化疗药物的疗效
D. 加强口腔护理
E. 密切观察病情
10. 急性白血病患者的首发症状是
A. 贫血
B. 出血
C. 发热
D. 淋巴结肿大
E. 以上都不是

11. 白血病患者胸骨下端常有压痛，提示
A. 合并冠心病
B. 合并气胸
C. 合并肺栓塞
D. 胸骨下端骨髓内白细胞过度增生
E. 以上都不是
12. 急性白血病引起贫血的最主要原因是
A. 红细胞寿命缩短
B. 造血原料不足
C. 骨髓造血功能衰竭
D. 正常红细胞生成受到抑制
E. 红细胞破坏过多
13. 急性白血病患者容易发生感染，主要原因是
A. 成熟粒细胞缺乏
B. 白细胞增多
C. 继发性营养不良
D. 长期贫血导致机体抵抗力下降
E. 以上都不是
14. 慢性粒细胞白血病化疗首选
A. 羟基脲
B. 白消安
C. 靛玉红
D. 甲氨蝶呤
E. 长春新碱
15. 急性白血病患者缓解期出现中枢神经系统白血病的主要原因是
A. 免疫功能低下
B. 多数化疗药不能通过血－脑屏障
C. 疗程不够
D. 化疗药剂量不足
E. 以上都不是
16. 在护理粒细胞缺乏症患者时，最重要的护理目的是防止患者
A. 出血
B. 跌倒
C. 感染
D. 发热
E. 以上都不是

【A2 型题】

某患者女性，28 岁，因乏力、消瘦 1 个月，伴发热 1 周，食欲减退入院。诊断为急性白血

病，化疗后有恶心的反应，但无呕吐。测白细胞计数 2×10^9/L，血小板 150×10^9/L。

17. 该患者的护理问题可排除下列哪一项

A. 潜在的感染

B. 营养失调：低于机体需要量

C. 潜在的颅内出血

D. 舒适的改变：发热、恶心

E. 体温过高

18. 患者，男，30 岁，急性白血病，化疗后在缓解期出现头痛、恶心、呕吐、视物障碍。最可能是发生了

A. 颅内出血

B. 脑血栓形成

C. 中枢神经系统继发感染

D. 脑膜白血病

E. 以上都不是

【A3/A4 型题】

（19～21 题共用题干）

王先生，40 岁，1 周前发热，咽痛，应用抗生素治疗无效，颈部淋巴结肿大，咽部充血，扁桃体Ⅱ度肿大，下肢少许瘀斑。白细胞 16.6×10^9/L，原始细胞 0.6，血红蛋白 80 g/L，血小板 34×10^9/L。

19. 最可能的诊断是

A. 特发性血小板减少性紫癜

B. 缺铁性贫血

C. 再生障碍性贫血

D. 溶血性贫血

E. 急性白血病

20. 体检中应特别注意的体征是

A. 睑结膜苍白

B. 胸骨压痛

C. 浅表淋巴结肿大

D. 皮肤出血点

E. 心脏杂音

21. 为明确诊断应做的检查是

A. 血小板抗体

B. 血清铁蛋白

C. 骨髓扫描

D. 淋巴结活检

E. 骨髓涂片细胞形态学检查

（22～24 题共用题干）

患者女，17 岁，发热 2 周，体温 38℃～39℃，检查皮肤散在紫癜，颈部淋巴结及腋下可

触及肿大，脾肋下3厘米，血红蛋白85 g/L，白细胞$10 \times 10^9/L$，血小板$25 \times 10^9/L$。

22. 此患者在治疗3周后，出现高热、头痛、呕吐、克－尼征阳性，应采取治疗方案

A. 应用广谱抗生素

B. 链霉素、雷米封、利福平联合治疗

C. 化疗＋鞘内注药MTX

D. 肾上腺皮质激素＋先锋霉素

E. 输血小板

23. 此患者在发热、头痛、呕吐第2日做脑脊液检查，最可能发现为

A. 脑脊液中性粒细胞增高

B. 细菌培养阳性

C. 脑脊液中发现结核分枝杆菌

D. 脑脊液蛋白量显著增高、糖耐量减低

E. 脑脊液中白血病细胞增多

24. 对诊断帮助最大的检查是

A. 血细胞培养

B. 白细胞分类

C. 胸部X线片

D. 骨髓象检查

E. 血小板抗体测定

二、名词解释

1. 白血病

2. 中枢神经系统白血病

3. 急性白血病

三、简答题

1. 化疗时应如何保护静脉、减少局部刺激？

2. 叙述骨髓移植的护理。

参考答案

一、选择题

1. B　2. C　3. C　4. A　5. B　6. C　7. B　8. D　9. C　10. D　11. B　12. C　13. D
14. B　15. C　16. A　17. D　18. D　19. E　20. B　21. E　22. C　23. E　24. D

二、名词解释

1. 白血病：是一类起源于造血（或淋巴）干细胞的恶性肿瘤、或其他造血中白血病细胞大量异常增生，并浸润破坏其他器官和组织，而正常造血受抑制。

2. 中枢神经系统白血病：白血病细胞浸润脑膜或中枢神经系统可出现头痛、呕吐、嗜睡、视力障碍、瘫痪等表现，称之为中枢神经系统白血病，多发生在白血病缓解期。

3. 急性白血病：是骨髓中异常的原始细胞大量增殖并浸润多器官、组织，使正常造血受抑制。

三、简答题

1. 答：①应有计划选择和保留静脉，可由四肢远端向近端小静脉穿刺，交替使用，不宜选择较细的静脉，以防药液外渗。②静脉注射要求准确，防止药物外渗。注药前，先用生理盐水试穿，确定穿刺成功后再推化疗药物，推药（或滴药）过程中要不断回抽检查，观察针头在血管内，注射完毕时用少量生理盐水冲洗或抽少量回血并保持注射器内一定负压拔针，然后压迫针眼数分钟。③必要时静脉滴注可先行无药液体滴注，确定畅通无阻，再夹住滴管上端输液管，将化疗药物由滴管下端输液管间接注入静脉内。注毕，用无药液体迅速冲净输液管内的药液，减少药物对血管壁的刺激。④如静脉给药有外渗、外漏时，应立即回抽 2～3 mL 血或外漏的药液，然后拨出针头，更换注射部位。外渗局部立即冷敷或以 0.5% 普鲁卡因局部封闭，静脉炎者可用利凡诺纱布湿敷下浸润封闭。⑤静脉穿刺时不扎止血带，不拍打静脉，不挤压皮肤，以免皮下出血。

2. 答：骨髓移植护理：骨髓移植的目的是将供体正常骨髓中的造血干细胞移植到患者组织中，以重建正常造血功能。①移植前准备：向患者解释骨髓移植的必要性、可行性、要求、操作方法和配合事项，以消除其顾虑和心理排斥情绪；做好进层流室前操作，包括患者剃发、沐浴、修甲、消毒液漱口、服肠道抗生素等，以及所进饮食和用品均需消毒。②移植时观察：静脉快速滴注作骨髓移植过程中，注意有无输血反应和栓塞现象。③移植后护理：输髓后患者身体和精神负担均较重，必须关心、体谅患者痛苦，尽力帮助患者度过移植关；严密观察有无并发感染或移植物抗宿主反应。

第五节　淋巴瘤患者的护理

一、选择题

【A1 型题】

1. 恶性淋巴瘤最具特征性的临床表现是

A. 周期性发热

B. 有痛性淋巴结肿大

C. 无痛性进行性淋巴结肿大

D. 全身衰竭

E. 肝、脾大

2. 下列哪项是霍奇金病特有的表现

A. 周期性发热

B. 皮肤浸润

C. 饮酒后淋巴结疼痛

D. 全身衰竭及消瘦

E. 易合并自身免疫性溶血性贫血

3. 霍奇金病与非霍奇金淋巴瘤最具特征性的鉴别点是

A. 起病方式

B. 发热的热型

C. 播散方式

D. 嗜酸性粒细胞增多

E. R－S 细胞

4. 非霍奇金淋巴瘤的疗效主要决定于

A. 疾病的分期

B. 全身症状的有无

C. 病理组织类型

D. 病理组织类型＋疾病的分期

E. 有无结外浸润

5. 霍奇金病的组织病理特点是在肿瘤组织中可见

A. Reed－Stember 细胞

B. 网织红细胞

C. 异常网状细胞

D. 巨核细胞

E. 铁粒幼细胞

6. 根据病变的范围，淋巴瘤可分为四期，对Ⅱ期的描述，哪项是正确的

A. 病变仅限于一个淋巴结区

B. 横膈两侧都有病变

C. 病变累及两个淋巴结区，但在横膈同一侧

D. 累及骨髓

E. 病变弥漫，横膈两侧都有病变

7. 确诊淋巴瘤的主要依据是

A. 骨髓检查

B. CT 检查

C. MRI 检查

D. 病理活检

E. X 线检查

【A2 型题】

8. 患者男性，27 岁。发热，皮肤瘙痒半个月，右颈部淋巴结无痛性肿大，互相粘连。血红蛋白 10 g，白细胞 9×10^9/L，中性粒细胞 0.65，淋巴细胞 0.35，骨髓涂片找到 R－S 细胞，最大可能的诊断

A. 淋巴结结核

B. 非霍奇金病淋巴瘤

C. 霍奇金病

D. 转移癌

E. 急性白血病

9. 患者女性，17 岁。右颈部淋巴结进行性无痛性肿大 1 个月余，伴有低热消瘦，近 1 周上胸部浮肿，淋巴结活检有 R－S 细胞，胸片示纵隔有肿块，首选哪种治疗

A. 全淋巴结放射治疗

B. MOPP

C. CHOP

D. 泼尼松＋长春新碱

E. 环磷酰胺

10. 男，45 岁。发热双侧颈淋巴结肿大 1 个月，右侧腹股沟可触及 2.5 cm×2 cm 淋巴结，无压痛，脾左肋下 3 cm，骨髓淋巴肉瘤细胞 0.18，病变属哪一期

A. ⅡA

B. ⅡB

C. ⅢB

D. ⅣA

E. ⅣB

二、名词解释

R－S 细胞

参考答案

一、选择题

1. C　2. C　3. E　4. D　5. A　6. C　7. D　8. C　9. A　10. E

二、名词解释

R－S 细胞：为霍奇金淋巴瘤细胞。为诊断霍奇金淋巴瘤的重要依据。

（郭梦安）

第六章　内分泌与代谢性疾病患者的护理

第一节　内分泌与代谢性疾病患者常见症状体征的护理

一、选择题

【A1 型题】

1. 消瘦是指体重低于标准体重的
A. 10% 以上
B. 20% 以上
C. 1 个标准差以上
D. 2 个标准差以上
E. 3 个标准差以上

2. 肥胖是指体重超过标准体重的
A. 10% 以上
B. 20% 以上
C. 1 个标准差以上
D. 2 个标准差以上
E. 3 个标准差以上

3. 对肥胖患者最佳减肥指导是
A. 饥饿疗法
B. 按摩疗法
C. 限制主食，增加副食品
D. 适量摄食和坚持运动疗法
E. 以上都不是

4. 对极度消瘦患者不恰当的护理是
A. 依赖胃肠道营养
B. 解除心理障碍
C. 少食多餐
D. 给予高热量、高蛋白易、消化食物

E. 卧床休息

【A2 型题】

5. 患者，男，25 岁。无肥胖家族史，2 个月来体重增加 8 kg，患者思想负担沉重，不愿与外界接触，成功的健康教育应是患者能

A. 大幅度节制食量

B. 运动

C. 摄优质低蛋白饮食

D. 积极就医检查

E. 以上都不是

二、名词解释

内分泌系统

三、问答题

如何对糖尿病患者进行饮食护理?

参考答案

一、选择题

1. A 2. B 3. D 4. C 5. D

二、名词解释

内分泌系统：是由内分泌腺及存在于机体某些脏器中的内分泌组织和细胞所组成的一个体液调节系统。

三、问答题

答：饮食治疗是治疗糖尿病一项基本、必要的措施，是一项长期、细致的工作。由于饮食控制，患者常有失去生活乐趣的想法。因此，饮食护理是糖尿病治疗过程中的重要的一环。饮食疗法的基本原则是根据患者的体重和活动量，估计出确切需要的总热量，合理安排每天的饮食。含糖量高的食品不吃，含脂肪和淀粉的食品少吃，以吃蔬菜杂粮类为主，配以一定数量的含有优质蛋白质的食物如瘦肉、牛奶、鸡蛋、豆制品等。从糖尿病饮食治疗的要求出发，不仅要养成良好的饮食习惯，更应纠正不良的饮食习惯。

第二节 腺垂体功能减退症患者的护理

一、选择题

【A1 型题】

1. 腺垂体功能减退症患者最早出现的表现是
A. 性腺功能减退
B. 肾上腺皮质功能减退
C. 垂体危象
D. 怕冷
E. 甲状腺功能减退
2. 可引起继发性腺垂体功能减退症的是
A. 垂体大腺瘤
B. 席汉(Sheehan)综合征
C. 真菌性垂体脓肿
D. 垂体卒中
E. 外伤性垂体柄断裂
3. 腺垂体功能减退症最常见的病因是
A. 颅内感染
B. 颅脑外伤
C. 产后大出血
D. 垂体或邻近的肿瘤
E. 下丘脑病变
4. 以下哪项不符合腺垂体功能减退症垂体危象的临床类型
A. 低血糖型
B. 高血糖型
C. 低温型
D. 低血压型
E. 混合型
5. 关于腺垂体功能减退症患者的治疗，下列哪项不对
A. 给予左旋甲状腺素 50 ~ 150 μg/d
B. 给予泼尼松 5.0 ~ 7.5 mg/d
C. 性激素替代，可用人工月经周期
D. 感染时糖皮质激素用量可适当加大
E. 可放心使用镇静安眠药
6. 下列哪项对诊断腺垂体功能减退症无意义
A. 甲状旁腺素测定

B. 甲状腺素测定
C. 性腺激素测定
D. 皮质醇测定
E. 泌乳素测定

二、名词解释

腺垂体功能减退症

参考答案

一、选择题

1. A　2. E　3. D　4. B　5. E　6. A

二、名词解释

腺垂体功能减退症：下丘脑或者垂体本身病变导致垂体前叶（即腺垂体）分泌各种促激素不足，继发导致相应靶腺萎缩及功能减退，靶腺激素分泌不足而引起的临床综合征群。

第三节　甲状腺疾病患者的护理

一、选择题

【A1 型题】

1. 停用抗甲状腺药物的指征是
A. 甲状腺肿大加重
B. 突眼加剧
C. 牙龈肿胀
D. 血粒细胞缺乏
E. 以上都不是
2. 计算基础代谢率（BMR）的公式是
A. BMR =（脉率 + 脉压差）- 111
B. BMR =（脉率 + 收缩压）- 111
C. BMR =（脉率 + 舒张压）- 111
D. BMR = 脉率 + 脉压差
E. 以上都不是
3. 符合甲状腺功能亢进症代谢率增高的表现是
A. 神经过敏、失眠
B. 心动过带、收缩压增高

C. 怕热、多汗、食欲亢进
D. 甲状腺弥漫性肿大
E. 以上都不是
4. 甲状腺功能亢进症最具特征性的临床表现是
A. 易激动
B. 怕热多汗
C. 多食易饥饿
D. 眼突症
E. 以上都不是
5. 甲状腺功能亢进症临床表现主要是
A. 自主神经兴奋
B. 心脏负荷太重
C. 消化功能减低
D. 新陈代谢旺盛
E. 以上都不是
6. 甲状腺功能亢进症患者为何甲状腺肿大
A. 促甲状腺素所致
B. 内分泌过多而扩张
C. 受甲状软骨影响
D. 气管前突引起
E. 以上都不是
7. 成人基础代谢率为 +45%，其甲状腺功能为
A. 轻度甲亢
B. 中度甲亢
C. 正常范围
D. 重度甲亢
E. 以上都不是
8. 除下列哪项外，均可属早期甲状腺危象的表现
A. 高热怕汗
B. 谵妄昏迷
C. 呕吐腹泻
D. 心律失常
E. 以上都不是
9. 甲状腺功能亢进症患者为何出现左心衰
A. 焦虑使心动过速
B. 情绪紧张致心跳过快
C. 血流加快使心脏负荷加重
D. 消化功能亢进需血量多
E. 以上都不是

10. 甲状腺功能亢进症危象先兆的表现是
A. T3、T4 升高
B. 体温 37.5℃
C. 神情焦虑、烦躁
D. 脉率 110 次/min
E. 以上都不是
11. 血清中具有生理活性的甲状腺激素是
A. 血清游离 T4
B. 血清总 T3
C. 血清总 T4
D. 甲状腺结合球蛋白
E. 以上都不是
12. 甲状腺功能亢进症的高代谢症状是
A. 神经兴奋性增高
B. 甲状腺肿大
C. 怕热多汗
D. 突眼
E. 以上都不是
13. 关于甲状腺功能亢进症的护理评估错误的是
A. 食欲亢进
B. 脉压减少
C. 突眼症
D. 甲状腺肿大
E. 多汗
14. 甲状腺功能亢进症患者的饮食应限制
A. 高热量
B. 高蛋白
C. 高维生素
D. 高纤维素
E. 食盐
15. 引起甲状腺功能亢进症最常见的病因是
A. 亚急性甲状腺炎
B. 弥漫性毒性甲状腺肿
C. 结节性毒性甲状腺肿
D. 自主性高功能甲状腺腺瘤
E. 以上都不是
16. 目前我国治疗中度以上原发性甲状腺功能亢进症最常见而有效的方法是
A. 放射性^{131}Ⅰ治疗
B. 抗甲状腺药物

C. 应用甲状腺素
D. 服用复方碘溶液
E. 手术切除
17. 除哪种因素外，均为甲状腺功能亢进危象诱因
A. 感染
B. 手术
C. 多食
D. 过劳
E. 应激
18. 下列哪项不是甲状腺功能亢进症的临床表现
A. 月经过多
B. 脉压增大
C. 怕热多汗
D. 心律失常
E. 突眼
19. 甲状腺功能亢进症患者甲状腺的特征性表现是
A. 随吞吐动作上下移动
B. 可触及结节
C. 表面光滑
D. 可闻及血管杂音
E. 无压痛
20. 下列哪项不是甲状腺素增多的表现
A. 情绪易激动
B. 恶性突眼
C. 心动过速
D. 基础代谢率增加
E. 记忆力减退
21. 甲状腺功能亢进症早期哪种检查可显著升高
A. TT4
B. FT4
C. TT3
D. FT3
E. 都不是
22. 疑似妊娠妇女患甲状腺功能亢进症，下列检查禁忌的是
A. 基础代谢率测定
B. 甲状腺摄^{131} I 率测定
C. 血清促甲状腺素测定
D. 甲状腺素测定
E. 羊水穿刺

23. 甲状腺功能亢进症药物的作用机制是
A. 阻断甲状腺激素的合成
B. 阻断甲状腺激素的释放
C. 抑制 T4 转化为 T3
D. 抑制 TSH 的作用
E. 都不对
24. 甲状腺功能亢进症治疗方法中，最易引起甲状腺功能减退的是
A. 甲硫氧嘧啶
B. 他巴唑
C. 甲亢平
D. ^{131}Ⅰ治疗
E. 卡比马唑
25. 甲状腺功能亢进症患者药物治疗期间最需要注意的事项是
A. 防止劳累
B. 防止情绪激动
C. 观察药物不良反应
D. 按医嘱坚持完成疗程
E. 观察疗效
26. 对轻症甲状腺功能亢进症患者的保健指导是
A. 卧床休息
B. 参加工作
C. 高热量和低钾饮食
D. 高纤维素饮食
E. 避免各种刺激
27. 护理甲状腺功能亢进症浸润性突眼症患者不当的是
A. 睡前涂以抗生素眼膏
B. 睡眠时抬高头部
C. 增加水盐摄入
D. 睡时盖纱布，以保护角膜
E. 定期眼科检查
28. 甲状腺功能亢进症患者消化系统表现中，不常出现的是
A. 易饥多食
B. 肝大
C. 大便秘结
D. 营养不良
E. 黄疸
29. 甲状腺功能亢进症患者大便次数多，是因为
A. 肠蠕动过快
B. 甲状腺素过少

C. 高热
D. 饮水过多
E. 休息
30. 下列属甲状腺功能亢进症患者特征性表现的是
A. 怕热多汗、多食消瘦
B. 大便呈糊状
C. 肝功能异常
D. 肠鸣音亢进
E. 血尿
31. 甲状腺功能亢进代症谢率增高征候群不包括
A. 食欲亢进
B. 体重增加
C. 低热
D. 多汗
E. 疲乏无力
32. 甲状腺功能亢进所致甲状腺肿大最有鉴别意义的是
A. 弥漫性对称性肿大
B. 有震颤和杂音
C. 表面光滑
D. 质地柔软
E. 压痛
33. 甲状腺功能亢进症患者具有特征性的神经系统体征是
A. 神经过敏
B. 兴奋性增高
C. 烦躁多虑
D. 双手平伸时手指细颤
E. 肢体麻木
34. 根据清晨起床前测量的脉搏与血压值(mmHg)计算基础代谢率的公式是(重复)
A. 脉搏数(/分) + 收缩压 - 111
B. 脉搏数(/分) + 舒张压 - 111
C. 脉搏数(/分) + 脉压 - 111
D. 脉搏数(/分) - 脉压 + 111
E. 脉搏数(/分) + 脉压 + 111
35. 放射性 ^{131} I 治疗甲状腺功能亢进症的最主要并发症是
A. 甲状腺癌变
B. 诱发甲亢危象
C. 粒细胞减少
D. 永久性甲状腺功能减退
E. 都不对

36. 抗甲状腺药物致命性不良反应为
A. 低血糖
B. 过敏反应
C. 粒细胞缺乏
D. 肝损害
E. 以上都对
37. 抗甲状腺药物治疗的总疗程一般为
A. 0.5～1 年
B. 1～1.5 年
C. 1～2 年
D. 1.5～2 年
E. 2～3 年
38. 护理甲亢危象患者高热时，应禁用
A. 异丙嗪
B. 乙醇擦浴
C. 温水擦浴
D. 阿司匹林
E. 物理降温
39. 甲亢浸润性突眼的护理措施，不妥的是
A. 经常点眼药
B. 外出戴茶色眼镜
C. 睡前涂眼药膏
D. 去枕卧位
E. 勿用手直接揉眼睛
40. 甲状腺功能亢进症最具特征性的临床表现是
A. 易激动
B. 怕热多汗
C. 多食易肌
D. 突眼征
E. 暴躁
41. 下列不属于甲状腺功能亢进症与糖尿病共同的临床表现的是
A. 体重减轻
B. 食欲亢进
C. 多饮多尿
D. 心脏病变
E. 以上都不对

【A3/A4 型题】

（42～43 题共用题干）

女性，48 岁，已婚，生育一子，健康。患甲状腺功能亢进症 5 年，合并心房纤颤，经抗甲

状腺药物治疗效果不理想。

42. 进一步治疗应采取何种方法为宜

A. 甲状腺次全切除术

B. 射频消融

C. 普萘洛尔

D. 放射性^{131}I 治疗

E. 碘剂

43. 上述方法治疗最常见的并发症是

A. 甲状腺癌

B. 心律失常

C. 甲状腺功能减退症

D. 甲亢危象

E. 白细胞减少症

(44 ~46 题共用题干)

患者，男，26 岁。因重度甲状腺功能亢进症入院，择期手术治疗。术前准备期间，患者因害怕手术而焦虑不安。

44. 用以评估甲亢病情程度的主要表现是

A. 睡眠情况

B. 脉率和脉压

C. 体重和食欲

D. 突眼程度

E. 甲状腺大小

45. 该患者目前的最主要护理诊断是

A. 焦虑

B. 营养失调：低于机体需要量

C. 有角膜完整性受损的危险

D. 自我形象紊乱

E. 以上都不是

46. 对患者采取的护理措施中下述哪项不妥

A. 不安排与重患者同住一室

B. 避免刺激性语言

C. 不回答有关手术的询问

D. 介绍与治疗成功的患者交谈

E. 酌情给予镇静剂

(47 ~49 题共用题干)

患者女，22 岁。主诉近几个月脾气急躁，易出汗、无力、手抖、失眠、多食，检查发现甲状腺呈弥漫性肿大，质软，有轻度突眼，颈部闻及血管杂音，测得基础代谢率 +25%。

47. 初步诊断为

A. 甲状腺功能亢进症

B. 地方性甲状腺肿
C. 甲状腺功能亢进性心脏病
D. 生理性甲状腺肿
E. 甲状腺危象

49. 最佳治疗方法是
A. 手术治疗
B. 放射性^{131}I 碘治疗
C. 普萘洛尔治疗
D. 地西泮治疗
E. 甲巯咪唑治疗

50. 服上述药物过程中，下列哪项指导不正确
A. 用药疗程长至 1.5 ~2 年
B. 轻度药疹可用抗过敏药物缓解
C. 开始服用时需每周检查血白细胞计数 1 次
D. 如发现白细胞计数低于 3.5×10^9/L 要停药
E. 用药后 2 周左右才开始有效

二、名词解释

甲状腺功能亢进症

三、问答题

1. 叙述甲亢危象的临床表现。
2. 简述甲状腺功能亢进症合并突眼的护理。

参考答案

一、选择题

1. D　2. A　3. C　4. D　5. D　6. A　7. B　7. B　9. C　10. C　11 A　12. C　13. B　14. D　15. B　16. A　17. C　18. A　19. D　20. B　21. C　22. B　23. A　24. D　25. D　26. B　27. C　28. C　29. A　30. A　31. B　32. B　33. D　34. C　35. D　36. C　37. D　38. D　39. D　40. D　41. C　42. D　43. C　44. B　45. A　46. C　47. A　48. E　49. D

二、名词解释

甲状腺功能亢进症：简称甲亢，是指由多种病因导致甲状腺功能增强，从而分泌甲状腺素过多所致的临床综合征。

三、问答题

1. 答：早期表现为原有甲亢症状加重，继而患者表现为高热（体温 > 39℃），心率快

（140～240 次/min），常伴心房颤动或扑动。烦躁、大汗淋漓、呼吸急促、畏食、恶心、呕吐、腹泻。患者大量失水可致虚脱、休克、嗜睡、谵妄或昏迷。

2. 答：①配戴有色眼镜，以防光线刺激，灰尘和异物的侵害；复视者带单侧眼罩。②经常以眼药水湿润眼睛，避免过度干燥；睡前涂抗生素眼膏，用无菌生理盐水纱布覆盖双眼。③睡眠或休息时抬高头部，使眶内液回流减少，减轻球后水肿。④指导患者当眼睛有异物感、刺痛或流泪时，勿用手直接揉眼睛。

第四节 皮质醇增多症患者的护理

一、选择题

【A1 型题】

1. 下列哪项不是肾上腺皮质醇增多症的临床表现
A. 多血质
B. 高血压
C. 淋巴结肿大
D. 骨质疏松
E. 月经紊乱
2. 肾上腺皮质增生
A. 血皮质醇升高，ACTH 降低
B. 血皮质醇升高，ACTH 也增高
C. 肥胖，皮质醇轻度升高，昼夜节律性存在，血糖高
D. 血皮质醇升高，ACTH 低伴明显低钾碱中毒
E. 血皮质醇升高，ACTH 低，双侧肾上腺萎缩
3. 肾上腺皮质腺癌
A. 血皮质醇升高，ACTH 降低
B. 血皮质醇升高，ACTH 也增高
C. 肥胖，皮质醇轻度升高，昼夜节律性存在，血糖高
D. 血皮质醇升高，ACTH 低伴明显低钾碱中毒
E. 血皮质醇升高，ACTH 低，双侧肾上腺萎缩
4. 在原发性醛固酮增多症病因中，下列哪个最常见
A. 特发性醛固酮增多症
B. 醛固酮癌
C. 醛固酮瘤
D. 异位醛固酮分泌瘤
E. 糖皮质类固醇可抑制醛固酮增多症
5. 鉴别醛固酮瘤及特发性醛固酮增多症，下列哪个试验最有意义
A. 皮质酮测定

B. 18－羟皮质酮测定

C. 去氧皮质醇测定

D. 血浆 ACTH 测定

E. 血浆肾素－血管紧张素测定

6. 皮质醇增多症患者的饮食应为

A. 高热量，高碳水化合物，高蛋白，高钠低钾饮食

B. 低热量，低碳水化合物，高蛋白，高钠低钾饮食

C. 低热量，低碳水化合物，低蛋白，高钠低钾饮食

D. 低热量，低碳水化合物，低蛋白，低钠含钾饮食

E. 低热量，低碳水化合物，高蛋白，低钠含钾饮食

【A2 型题】

7. 男性，22 岁. 肥胖，皮肤痤疮，血压 140/90 mmHg，24 小时尿 17－羟为 25 mg，给予地塞米松 0.5 mg，每 6 小时 1 次，共 2 日，再测尿 17－羟为 6 mg/24 h，最可能的诊断是

A. 肾上腺皮质增生

B. 肾上腺皮质腺瘤

C. 肾上腺皮质腺癌

D. 异位 ACTH 综合征

E. 单纯性肥胖

8. 女性，28 岁. 多血质外观，向心性肥胖，痤疮，下腹及大腿外侧见紫纹，血皮质醇明显升高。为进一步诊断病变部位，哪项检查最有意义

A. 尿 17－羟测定

B. 血 ACTH 测定

C. 尿游离皮质醇测定

D. 小剂量地塞米松抑制试验

E. 垂体 CT

9. 女性，57 岁。因库欣(Cushing)综合征接受一侧肾上腺全切，另一侧次全切手术 5 年，因高血压、低血钾、肥胖再次就诊，临床及实验室诊断为库欣(Cushing)综合征复发。患者有慢性心衰史 3 年，应首先选择的治疗是

A. 再次肾上腺手术

B. 放疗

C. 酮康唑治疗

D. 安体舒通治疗

E. 降压治疗补钾

10. 女性，32 岁。消瘦，乏力，皮肤色素沉着伴体位性头晕 2 年，继发闭经 1 年，既往无结核病史，血糖 13.1 mmol/L，尿酮体(＋＋＋)，血皮质醇低，抗肾上腺抗体和抗胰岛细胞抗体均阳性，诊断应为

A. 肾上腺皮质功能低下

B. 糖尿病Ⅰ型

C. 卵巢功能早衰

D. 糖尿病Ⅱ型

E. 自身免疫性内分泌多腺体病

11. 女性，35 岁。因多食，肥胖，闭经，高血糖 1 年就诊。体查：身高 163 cm，体重 78 kg，腹部、臀部脂肪堆积，紫纹（+），血压 175/100 mmHg，血糖 10.4 mmol/L，初诊皮质醇增多症。下述哪项检查对确诊最有意义

A. 血皮质醇节律测定

B. 24 小时尿游离皮质醇测定

C. 24 小时尿 17－羟、17－酮测定

D. 血 ACTH 测定

E. OGTT

12. 女性，35 岁。因多食，肥胖，闭经，高血糖 1 年就诊。体查：身高 163 cm，体重 78 kg，腹部、臀部脂肪堆积，紫纹（+），血压 175/100 mmHg，血糖 10.4 mmol/L，初诊皮质醇增多症。如经上述检查确定了 Cushing 综合征后，为进一步确定是否为 Cushing 病，下述哪项检查没有意义

A. CRF 兴奋试验

B. 小剂量地塞米松抑制试验

C. ACTH 兴奋试验

D. 大剂量地塞米松抑制试验

E. 甲吡酮试验

【A3/A4 型题】

（13～16 题共用题干）

患者青年女性，17 岁，身高 160 cm，体重 90 kg，月经明显减少。腹部可见淡红色条纹，高血压，尿糖阳性。

13. 对于这个患者首先应该进行的检查是

A. 血浆皮质醇

B. 尿游离皮质醇

C. 血浆皮质醇节律

D. 血脂

E. OGTT

14. 患者血皮质醇增高，为了鉴别单纯性肥胖和皮质醇增多症，应进行

A. 测定血浆皮质醇

B. 测定尿游离皮质醇

C. 小剂量地塞米松抑制试验

D. 大剂量地塞米松抑制试验

E. 测定尿常规

15. 如果患者小剂量地塞米松抑制试验能被抑制，诊断最大的可能为

A. 垂体性 Cushing 病

B. 肾上腺皮质腺瘤

C. 肾上腺皮质腺癌

D. 异位 ACTH 综合征
E. 单纯性肥胖
16. 治疗应该首先进行
A. 减肥
B. 口服降糖药物
C. 降血压
D. 激素替代疗法
E. 手术治疗

二、名词解释

异位 ACTH 综合征

三、简答题

1. 简述 Cushing 综合征的病因及相关发病机制。
2. 简述肾上腺危象的诱因及表现。

参考答案

一、选择题

1. C　2. B　3. D　4. C　5. B　6. E　7. E　8. B　9. C　10. E　11. A　12. B　13. D
14. C　15. E　16. A

二、名词解释

异位 ACTH 综合征：是由于垂体以外的恶性肿瘤产生 ACTH，刺激肾上腺皮质增生，分泌过量的类固醇而引起的临床综合征。

三、简答题

1. 答：①依赖垂体 ACTH 的 Cushing 病：最常见为垂体 ACTH 腺瘤，少数为恶性肿瘤或 ACTH 细胞增生。垂体分泌过量 ACTH 促使双侧肾上腺皮质弥漫性增生，主要是产生糖皮质激素的束状带细胞增生。②异位 ACTH 综合征：垂体以外的恶性肿瘤产生 ACTH，刺激肾上腺皮质增生，分泌过量的糖皮质激素。③肾上腺皮质腺瘤。④肾上腺皮质腺癌。⑤不依赖 ACTH 的双侧小结节性增生。⑥不依赖 ACTH 的肾上腺大结节性增生。

2. 答：常发生于感染、创伤、手术、分娩、过劳、大量出汗、呕吐、腹泻、失水或突然中断治疗等应激情况下。表现为恶心、呕吐、腹痛或腹泻、严重脱水、血压下降、心率快、脉细弱、精神失常，常有高热、低血糖症、低钠血症，血钾可高可低。如不及时抢救，可发展至休克、昏迷、死亡。

第五节　糖尿病患者的护理

一、选择题

【A1 型题】

1. 1 型糖尿病的特点是

A. 发病缓慢

B. 病情较稳定

C. 血浆胰岛素水平正常或偏高

D. 血浆胰岛细胞抗体阳性

E. 以上都不对

2. 糖尿病多发性周围神经病变的临床表现特点是

A. 视物模糊

B. 直立性低血压

C. 四肢麻木

D. 尿潴留

E. 糖尿病足

3. 糖尿病疗效观察中具有重要价值的是

A. 体重接近标准

B. 症状改善

C. 并发症控制

D. 空腹血糖值 7.0 mmol/L

E. 以上都对

4. 糖尿病患者潜在的护理问题不包括

A. 营养失调

B. 感染

C. 血管病变

D. 神经病变

E. 皮肤完整性受损的危险

5. 无论何型糖尿病患者都应采取的治疗措施是

A. 控制饮食

B. 口服降糖药

C. 胰岛素治疗

D. 运动治疗

E. 以上都不对

6. 磺脲类降糖药物中易引起严重低血糖的是

A. 甲苯黄丁脲

B. 格列本脲
C. 格列齐特
D. 格列吡嗪
E. 格列喹酮
7. 双胍类降糖药物主要适用于哪种患者
A. 2 型糖尿病伴肥胖
B. 2 型糖尿病伴肝功能不全
C. 1 型糖尿病伴肾功能不全
D. 糖尿病乳酸中毒
E. 都不是
8. 下列哪一部位不可注射胰岛素
A. 上臂外侧
B. 臀部和腰部
C. 大腿前及外侧
D. 脐周及膀胱区
E. 上臂外侧
9. 肥胖的 2 型糖尿病患者运动时间适宜选在
A. 空腹
B. 餐后 1 小时
C. 中餐前
D. 晚餐前
E. 睡前
10. 糖尿病饮食护理不妥的是
A. 按标准体重计算每日所需总热量
B. 三餐总热量按习惯随时进餐
C. 三餐要定时定量进餐
D. 食量要与胰岛素治疗配合
E. 按时进餐
11. 患有多发神经炎的糖尿病患者进行足部护理不当的是
A. 鞋袜不可过紧
B. 每晚用温水泡脚
C. 检查有无外伤
D. 趾间保持湿润
E. 鞋袜清洁干净
12. 糖尿病患者在应激情况下，预防酮症酸中毒发生的关键是
A. 加强心理护理
B. 严格控制饮食
C. 加大口服降糖药
D. 增加胰岛素用量

E. 休息

13. 糖尿病饮食控制的主要作用是

A. 刺激胰岛 B 细胞分泌胰岛素

B. 减轻胰岛 B 细胞负担

C. 增强胰岛素的皮下吸收

D. 减少肠道葡萄糖的吸收

E. 以上都不是

14. 糖尿病酮症酸中毒的特征性表现为

A. 极度口渴

B. 厌食恶心

C. 呼吸加速

D. 呼气有烂苹果味

E. 以上都不是

15. 使用胰岛素治疗过程中应告知患者警惕

A. 低血糖发生

B. 过敏反应

C. 酮症反应

D. 肾功能损害

E. 以上都不是

16. 下列属于糖尿病急性并发症的是

A. 糖尿病神经病变

B. 动脉粥样硬化

C. 糖尿病视网膜病变

D. 酮症酸中毒

E. 以上都不是

17. 1 型糖尿病的发生主要是由于

A. 老年人肾小管对葡萄糖重吸收减少

B. 吃糖过多短期内无法排出

C. 胰岛素分泌绝对不足

D. 肝糖原分解释放增多

E. 以上都不是

18. 糖尿病患者口服格列苯脲后出现强烈饥饿感、心悸、手颤、出汗，最可能是由于

A. 合并胃溃疡

B. 糖尿病加重

C. 合并高血压

D. 出现低血糖

E. 以上都不是

19. 治疗糖尿病最基本的措施是

A. 饮食治疗

B. 运动治疗
C. 定期血糖监测
D. 药物治疗
E. 遵医嘱用药
20. 关于 1 型糖尿病的描述，下列哪项错误
A. 多见于青少年
B. 起病较急
C. “三多一少”症状常较显著
D. 血糖波动小而稳定
E. 症状明显
21. 配制混合胰岛素时，必须先抽吸速效胰岛素是为了避免
A. 发生中和反应
B. 胰岛素降解
C. 增加胰岛素的不良反应
D. 使剩余速效胰岛素速效特性丧失
E. 以上都不对
22. 糖尿病酮症酸中毒的特征性表现为
A. 呼吸加深加速
B. 皮肤黏膜干燥
C. 昏迷
D. 呼气有烂苹果味
E. 恶心呕吐
23. 下列哪项不是糖尿病酮症酸中毒的诱因
A. 感染
B. 外伤及手术
C. 妊娠及分娩
D. 胰岛素过量
E. 饮食不当
24. 2 型糖尿病患者最常见的死亡原因是
A. 感染
B. 低血糖
C. 糖尿病肾病
D. 心脑血管意外
E. 以上都不是
25. 对可疑糖尿病患者最有价值的检查是
A. 空腹血糖
B. 饭后 2 小时尿糖
C. 24 小时尿糖定量
D. 口服葡萄糖耐量试验

E. 尿糖测定

【A2 型题】

26. 女性，20 岁。1 型糖尿病史多年，因血糖控制不满意，胰岛素用量每餐加 2U，患者自诉，注射胰岛素后 4 ~5 小时，有心慌、出汗、头晕、软弱无力感，应首先考虑是

A. 过敏反应

B. 心律失常

C. 自主神经功能紊乱

D. 低血糖

E. 以上都不是

27. 男性，50 岁。身高 170 cm，体重 95 kg，糖尿病史已 6 年，查血糖 10.6 mmol/L，血浆胰岛素水平高于正常，为提高胰岛素在周围组织中的敏感性，促进糖代谢，正确的护理措施是

A. 餐后适量运动

B. 减轻体重

C. 饮食控制

D. 减少钠的摄入

E. 以上都不是

【A3/A4 型题】

（28 ~31 题共用题干）

患者男性，15 岁，初中生，患 1 型糖尿病 3 年，一直使用胰岛素治疗，近日学校体能测试加大了运动量，患者出现了心悸、出汗、头晕、手抖饥饿感。

28. 患者出现了什么反应

A. 低血糖反应

B. 运动过量

C. 高血糖昏迷

D. 青少年营养不良

E. 酮症酸中毒

29. 该反应的急救措施是

A. 立即注射胰岛素

B. 就地休息

C. 立即输入碳酸氢钠

D. 立即食糖果或含糖饮料

E. 吸氧

30. 胰岛素治疗，低血糖多发生在胰岛素最大作用时间内。请问普通胰岛素最大的作用时间是

A. 餐后 1 h

B. 餐后 2 h

C. 晨起

D. 晚餐前

E. 黎明前

31. 对胰岛素治疗的患者，主要的保健教育是

A. 注意控制饮食

B. 学会尿糖定性试验

C. 学会胰岛素的注射方法

D. 观察低血糖的反应与酮症酸中毒

E. 保证有足够的营养和睡眠

(32 ~ 33 共用题干)

65 岁女性患者，因患糖尿病 10 年而长期接受胰岛素治疗，尿糖基本控制在 + ~ + +。昨晚因多食后，今上午尿糖定性试验为(+ + +)，自行增加了 12U 胰岛素，1 h 后突然感到心悸、饥饿、出冷汗，随即昏迷。

32. 该患者送来医院后，为明确诊断，你认为应立即测试下列哪项检查

A. 血糖

B. 尿糖

C. 血酮

D. 尿酮

E. 电解质

33. 对上述患者，应立即给予下列哪项处理措施

A. 静脉注射 500 g/L 葡萄糖

B. 静脉滴注小剂量胰岛素

C. 静脉推注氯化钾

D. 静脉滴注 50 g/L 碳酸氢钠 100 mL

E. 静脉滴注复方乳酸钠溶液

(34 ~ 36 共用题干)

女性，50 岁。有 2 型糖尿病病史 10 余年，经饮食控制、运动、口服降糖药治疗，效果不理想。今日开始加用胰岛素治疗。

34. 开始治疗时一般选用

A. 胰岛素从大剂量开始

B. 胰岛素从小剂量开始

C. 胰岛素与鱼精蛋白锌胰岛素联合应用

D. 鱼精蛋白锌胰岛素从大剂量开始

E. 鱼精蛋白锌胰岛素从小剂量开始

35. 目前最主要的护理诊断及合作性问题是

A. 营养失调：高于机体需要量

B. 有感染的危险

C. 执行治疗方案无效

D. 潜在并发症：酮症酸中毒

E. 潜在并发症：低血糖反应

36. 进行健康教育时，不正确的指导是
A. 掌握并坚持饮食计划
B. 多吃新鲜水果
C. 学会胰岛素注射技术
D. 学会尿糖监测
E. 适当运动以减轻症状

二、名词解释

1. 糖尿病
2. 糖尿病足
3. 三多一少

三、简答题

1. 糖尿病患者为什么会出现“三多一少”症状?
2. 简述糖尿病患者饮食的注意事项。
3. 叙述口服葡萄糖耐量试验的方法及其意义。
4. 简述糖尿病足的护理。
5. 糖尿病患者出现低血糖反应时应如何处理?
6. 简述糖尿病的诊断标准。
7. 长、短效胰岛素混合使用时应先抽吸哪一种，为什么?
8. 糖尿病患者运动时的注意事项有哪些?

四、病例分析

患者男，65 岁。口渴、多饮、多尿半年，加重伴乏力 2 周。发病以来体重减轻 12 kg。其父亲曾患有糖尿病，已病故。查体：血压 140/85 mmHg，身高 170 cm。体态胖，神智清，心、肺、腹无异常。化验：尿常规：蛋白（ - ），尿糖（ + + ），酮体（ - ），镜检未见红、白细胞。空腹血糖 8.1 mmol/L，餐后 2 小时血糖 13.5 mmol/L。

问题：1. 请列出 5 个主要的护理诊断。
2. 请标出首优的护理诊断。
3. 请根据患者的情况制定个体化的护理措施。

参考答案

一、选择题

1. D　2. C　3. D　4. A　5. A　6. E　7. B　8. D　9. B　10. B　11. D　12. D　13. B
14. D　15. A　16. D　17. C　18. D　19. A　20. D　21. D　22. D　23. D　24. D　25. D
26. D　27. A　28. A　29. D　30. A　31. C　32. A　33. A　34. B　35. C　36. B

二、名词解释

1. 糖尿病：是一种常见的内分泌－代谢疾病，是指由多种原因引起胰岛素分泌或作用的缺陷，或者两者同时存在而引起的以慢性高血糖为特征的代谢紊乱。

2. 糖尿病足：糖尿病患者因末稍神经病变，下肢动脉供血不足以及细菌感染等各种因素，引起足部疼痛、皮肤深溃疡、肢端坏疽等病变，统称为糖尿病足。

3. 三多一少：多饮、多食、多尿、体重减轻。

三、简答题

答：1. ①由于血糖升高引起渗透性利尿作用导致尿量增多，出现多尿；②由于多尿失水，使患者口渴而出现多饮；③为补充损失的糖分，维持机体活动，患者常易饥而出现多食；④由于机体不能利用葡萄糖，且蛋白质和脂肪消耗增加，而引起消瘦疲乏，体重减轻。

2. 答：①严格定时进食。对于使用胰岛素或口服降糖药物的患者尤应注意。②控制饮食的关键在于控制总热量。凡增加一种食物时应同时减去另一种食物。忌吃油炸、油煎食物，炒菜宜用植物油，少食动物内脏等含胆固醇高的食物。限制饮酒，每天食盐 <10 g。③严格限制各种甜食，患者需甜食时，可用食用代糖品。若偶发低血糖时，可立即饮糖水或吃少量糖果，若经常出现低血糖者，应报告医师，调整饮食或药物。④患者进行体育锻炼时不宜空腹，应补充少量食物，防止低血糖。⑤保持大便通畅、多食含纤维素高的食物，每日饮食中食用纤维含量 >40 g 为宜。⑥每周定期测体重一次，衣服重量要相同，且用同一磅秤。如果体重改变 >2 kg，应报告医师。

3. 答：方法：WHO 推荐成人口服 75 g，儿童 1.75 g/日/公斤体重，总量不超过 75 g。试验前 3 天每日进食碳水化合物量不可少于 200 g，禁食至少 10 h，清晨进行，试验日晨起空腹取血后将葡萄糖溶于 250～300 mL 水中，于 5 分钟内服下，服后 30′、60′、120′和 180′取静脉血测血浆血糖。

意义：口服葡萄糖耐量试验（OGTT）用于对可疑糖尿病患者的检查。OGTT 2 h 血糖 <7.8 mmol/L 为正常，7.8～11.1 mmol/L 为糖耐量减低，≥11.1 mmol/L 可诊断为糖尿病。

4. 答：①足部观察与检查；②促进肢体血液循环；③选择合适的鞋袜，避免足部受伤；④保持足部清洁，避免感染；⑤预防外伤。

5. 答：立即检测血糖，根椐病情进展进食糖果、含糖饮料或静注 50% 葡萄糖 20～30 mL。

6. 答：症状＋随机血糖≥11.1 mmol/L 或空腹血糖≥7.0 mmol/L 或 OGTT 中 2 h 血糖≥11.1 mmol/L 即可诊断。症状不典型者需两次空腹血浆血糖≥7.0 mmol/L 或两次 OGTT 中 2 h血糖≥11.1 mmol/L 者即可诊断为糖尿病。

7. 答：应先抽吸短效胰岛素，再抽吸长效胰岛素，然后混匀，切不可逆行操作，以免将长效胰岛素混入短效内，影响其速效性。

8. 答：①运动前评估糖尿病的控制情况，根椐患者具体情况决定运动方式、时间以及所采用的运动量。②运动应尽量避免恶劣天气，随身携带糖果，当出现低血糖症状时及时食用。身体状况不良时暂停运动。③在运动中若出现胸闷、胸痛、视力模糊等应立即停止并及时处理。④运动时随身携带糖尿病卡以备急需。⑤运动后应做好运动日记，以便观察疗效和不良反应。

四、病例分析

答：1. 护理诊断

(1)营养失调：低于机体需要量　与胰岛素分泌和(或)作用缺陷引起的糖、脂肪和蛋白质代谢紊乱有关。

(2)有感染的危险　与周围神经病变、感觉异常及机体抵抗力下降有关。

(3)知识缺乏：缺乏相关的用药和自我护理知识。

(4)焦虑　与病程长、长期饮食控制、日常检测和用药治疗等带来生活和精神负担有关。

(5)潜在并发症：酮症酸中毒、低血糖反应、糖尿病足。

2. 首优的护理诊断

营养失调低于机体需要量与胰岛素分泌和(或)作用缺陷引起的糖、脂肪和蛋白质代谢紊乱有关。

3. 护理措施

(1)饮食护理：糖尿病饮食治疗目的在于维持标准体重，保证未成年人的正常生长发育，纠正已发生的代谢紊乱，使血糖、血脂达到或接近正常水平。

(2)运动锻炼：根据年龄、性别、体力、病情及有无并发症，指导患者进行循序渐进、持之以恒的体育运动。

(3)皮肤护理：①告知患者选择软底宽头鞋，鞋底要平整，袜子宜宽松，并保持鞋、袜清洁干燥；每日用温水浴足、按摩足部，保持趾间干燥；修剪趾甲略呈弧形，与脚趾等缘，不可过短；不要赤脚走路；用热水袋要防止烫伤。②经常检查足部皮肤颜色、温度的变化，有无水肿、发红、皮损等；检查足部皮肤感觉和足背动脉搏动情况；发现异常，及时告知医生并协助处理。

(4)预防感染。

(5)用药护理：①口服降糖药者教育患者按时按剂量服药，不可随意增量或减量，贯彻疗效及不良反应；②皮下注射胰岛素者应正确掌握给药剂量、时间，指导患者定时进食及合理安排每日的运动时间和运动量，以预防低血糖反应。

(6)心理护理。

第六节　痛风患者的护理

一、选择题

【A1 型题】

1. 下列哪项为痛风的首发症状

A. 高尿酸血症

B. 反复发作的痛风性关节炎

C. 痛风石

D. 间质性肾炎

E. 严重者常伴有尿酸性尿路结石

2. 患者，中年男性，45 岁。患有痛风 5 年，近日工作繁忙，应酬多。如今日清晨突然左脚第 1 跖趾关节剧痛，局部出现的红、肿、热、活动困难。患者意识到是痛风急性发作，为缓解局部症状，采取的正确护理方式

A. 加强局部活动促进血液循环

B. 患肢下水避免活动影响其他关节

C. 进行局部冷敷减少渗出

D. 进行局部热敷促进吸收

E. 早期局部冷敷，24 小时后进行热敷

3. 痛风最易累及的关节是

A. 膝关节

B. 肘关节

C. 第一跖趾关节

D. 踝关节

E. 以上都不是

【A2 型题】

4. 患者男性，50 岁，下班后与朋友聚餐，很晚回家休息。午夜突发右脚第 1 跖趾关节剧痛，约 3 小时局部出现红、肿、热、痛、活动困难，遂来急诊就诊。检查血尿酸为 500 mol/L；X 线提示：可见非特征性软组织肿胀。患者可能诊断是

A. 痛风

B. 假性痛风

C. 风湿性关节炎

D. 类风湿关节炎

E. 化脓性关节炎

二、名词解释

痛风

参考答案

一、选择题

1. B　2. E　3. C　4. A

二、名词解释

痛风：嘌呤代谢障碍引起尿酸和尿酸盐在某些组织沉着的疾病叫痛风。

第七节　骨质疏松症患者的护理

一、选择题

【A1 型题】

1. 骨质疏松患者骨量丢失超过多少以上时即容易发生骨折
A. 20%
B. 30%
C. 40%
D. 50%
E. 60%

2. 骨质疏松的病理基础是
A. 骨有机成分减少，钙盐增加
B. 骨有机成分增加，钙盐减少
C. 骨有机成分正常，钙盐增加
D. 骨有机成分正常，钙盐减少
E. 骨有机成分和钙盐均减少

3. 老年骨质疏松症临床表现描述下列哪项不妥
A. 本病早期多无明显表现
B. 易发生骨折，多见于脊椎、股骨和桡骨骨折
C. 脊柱椎体压缩性骨折可引起身长缩短
D. 疼痛的原因是因骨关节病所致
E. 以上都不是

5. 早期诊断骨质疏松症依靠
A. 病史、体征
B. X 线摄片
C. 骨密度测定
D. 骨代谢指标
E. CT 检查

二、名词解释

原发性骨质疏松症

参考答案

一、选择题

1. A　2. E　3. A　4. C

二、名词解释

原发性骨质疏松症：是一种以骨矿含量降低和骨显微结构破坏为特征，骨脆性增加，易发生骨折的全身代谢性疾病。

（周正翔）

第七章　风湿性疾病患者的护理

第一节　概　述

一、选择题

【A1 型题】

1. 风湿性疾病是
A. 变态反应性疾病
B. 血尿酸增高为特点的一类疾病
C. 病毒感染的一类疾病
D. 累及关节及周围软组织的一类疾病
E. 嗜酸性粒细胞增高的一类疾病
2. 由代谢异常引起的风湿性疾病是
A. 系统性红斑狼疮
B. 类风湿关节炎
C. 痛风
D. 原发性干燥综合征
E. 系统性硬化病
3. 口服非甾体类抗炎药重点观察的不良反应是
A. 肝损害
B. 皮疹
C. 肾损害
D. 胃肠道反应
E. 骨髓抑制
4. 下列关于关节疼痛、肿胀及功能障碍，说法欠妥的是
A. 疼痛的关节均可肿胀和压痛
B. 关节腔有积液
C. 滑膜可肥厚
D. 关节晚期以活动受限为主

E. 关节晚期出现活动受限、功能丧失

5. 下列关于风湿性疾病关节疼痛的描述错误的是

A. 多为缓慢疾病

B. 类风湿所致的膝关节痛活动后减轻

C. 滑膜肥厚不会导致疼痛

D. 类风湿关节炎多影响近端指间关节

E. 风湿热关节痛与溶血性链球菌感染有关

6. 慢性关节疼痛的护理措施不正确的是

A. 急性期坚持适量运动

B. 保持关节的功能位

C. 合理应用非药物止痛措施

D. 创造舒适环境

E. 遵医嘱用药

7. 风湿性疾病多系统损害中发生率最高的是

A. 肾脏

B. 关节

C. 心血管

D. 肺和胸部

E. 皮肤

8. 风湿性疾病最常见的症状是

A. 关节痛

B. 肌肉痛

C. 软组织痛

D. 神经痛

E. 关节致残

9. 属于风湿热关节痛特点的是

A. 固定于少数关节

B. 游走性关节疼痛

C. 活动后减轻

D. 活动后缓解

E. 常致关节畸形

10. 风湿性疾病关节疼痛致躯体活动障碍采取正确的护理是

A. 绝对卧床休息

B. 急性期限制活动

C. 缓解期限制活动

D. 活动量越大效果越好

E. 关节应保持在伸展位

11. 风湿性疾病患者最常见的心理反应是

A. 自杀

B. 悲观
C. 躁狂
D. 抑郁
E. 焦虑
12. 不符合风湿性疾病共同特点的是
A. 慢性起病
B. 发作与缓解交替出现
C. 同一疾病的临床表现个体差异不大
D. 病变可累及多个系统
E. 对治疗的个体反应差异较大
13. 下列关节炎表现中晨僵最突出的是
A. 风湿性关节炎
B. 类风湿关节炎
C. 骨性关节炎
D. 强制性关节炎
E. 感染性关节炎

二、名词解释

1. 风湿性疾病
2. 晨僵

三、问答题

风湿性疾病的临床特点有哪些?

参考答案

一、选择题

1. D　2. C　3. D　4. D　5. C　6. A　7. A　8. A　9. B　10. B　11. E　12. C　13. B

二、名词解释

1. 风湿性疾病: 简称风湿病。是指病变累及骨、关节及其周围软组织(包括肌肉、肌腱、滑膜、韧带等)的一组疾病。

2. 晨僵: 是指经过一段时间的静止或休息后, 患者试图再活动某一关节时, 感到局部不适、难以达到平时关节活动范围的现象, 常在晨起时表现最明显, 故称为晨僵。

三、问答题

答: 风湿性疾病的临床特点: ①慢性病程: 表现为发作期与缓解期交替出现。②免疫学、生化检查异常。③个体差异大: 表现为同一疾病的临床表现各异。以 SLE 为例, 有的患者以皮肤损害为主, 出现典型的蝶形红斑; 而有的患者无明显皮肤损害, 却表现为狼疮性肾炎,甚至肾衰竭。同时，不同患者对抗风湿药的剂量、疗效、耐受量及不良反应等也有较大差异。

第二节　系统性红斑狼疮患者的护理

一、选择题

【A1 型题】

1. 系统性红斑狼疮是
A. 自身免疫性疾病
B. 炎症性疾病
C. 免疫缺陷性疾病
D. 过敏性疾病
E. 传染性疾病
2. 系统性红斑狼疮的病因不包括
A. 病毒
B. 性激素
C. 日光照射
D. 氯丙嗪
E. A 型性格
3. 下列哪一项不是系统性红斑狼疮的诱因
A. 日光照射
B. 精神创伤
C. 过度疲劳
D. 高蛋白饮食
E. 感染
4. 系统性红斑狼疮最常损害哪个脏器
A. 心
B. 肝
C. 肾
D. 肺
E. 脾
5. 系统性红斑狼疮皮肤损害常见于
A. 胸部
B. 背部
C. 腹部
D. 下肢
E. 暴露部位
6. 系统性红斑狼疮面部典型皮损的特点是

A. 盘状红斑
B. 环形红斑
C. 蝶形红斑
D. 网状红斑
E. 线形红斑
7. 系统性红斑狼疮患者主要的临床表现是
A. 贫血
B. 狼疮性肺炎
C. 尿毒症
D. 心包炎
E. 皮肤黏膜与关节表现
8. 系统性红斑狼疮的标志性抗体是
A. 抗核抗体(ANA)
B. 抗 Sm 抗体
C. 抗双链 DNA 抗体
D. 补体 CH50
E. 抗单链 DNA 抗体
9. 系统性红斑狼疮患者出现何种表现提示病情危重、预后不良
A. 肺部感染
B. 胸膜炎
C. 心包炎
D. 中枢神经损害
E. 心包积液
10. 系统性红斑狼疮患者治疗首选药物为
A. 阿司匹林
B. 氯喹
C. 泼尼松
D. 硫唑嘌呤
E. 地塞米松
【A2 型题】

11. 系统性红斑狼疮女患者，病史 2 年，近日体温升高，关节红肿有压痛、出现面部红斑、蛋白尿而入院治疗，下列处理哪项不妥
A. 维持激素治疗
B. 安排在向阳的病室
C. 注意休息
D. 慎用阿司匹林
E. 经常用清水洗脸

12. 患者，女，22 岁，未婚，面部有典型蝶形红斑，诊断为系统性红斑狼疮。护理措施错误的是

A. 避免烈日下活动
B. 外出时戴宽边帽
C. 局部用清水冲洗
D. 脱屑处用碱性肥皂清洗
E. 勿用刺激性化妆品

13. 患者，女，22 岁。患系统性红斑狼疮 2 年，鼻梁及面颊两侧呈蝶形水肿性红斑。护理措施正确的是
A. 床位安置在阳光直射的位置
B. 有条件可经常进行日光浴
C. 适当使用化妆品掩饰红斑
D. 忌用碱性肥皂清洗面部
E. 使用普鲁卡因胺等药物

14. 患者，女，35 岁。诊断系统性红斑狼疮，现面部有比较严重的蝶形红斑，且有脱发及糖皮质激素治疗引起的容貌改变，不愿意见人，该患者最主要的护理问题是
A. 皮肤完整性受损
B. 活动无耐力
C. 预感性悲哀
D. 知识缺乏
E. 潜在并发症：尿毒症

15. 患者，女，31 岁。患系统性红斑狼疮，经住院治疗症状基本缓解，此时护士对患者的健康指导错误的是
A. 每日用清水洗脸
B. 禁忌日光浴
C. 禁用化妆品
D. 外出时戴遮阳帽或撑遮阳伞
E. 进行耐寒训练，坚持用冷水洗脸

【A3 型题】

（16 ~ 19 题共用题干）

患者，女，22 岁。近半个月来双侧面部和鼻梁部出现蝶形红斑，表面光滑。实验室检查：血沉 56 mm/L，尿蛋白（＋＋＋＋），抗核抗体（＋），抗 Sm 抗体（＋）。

16. 最可能的诊断是
A. 类风湿关节炎
B. 系统性红斑狼疮
C. 急性肾炎
D. 原发性干燥综合征
E. 慢性肾炎

17. 如果诊断成立，治疗该疾病首选的药物是
A. 非甾体类抗炎药
B. 抗生素

C. 糖皮质激素
D. 免疫抑制药
E. 抗疟药
18. 责任护士制定了下列护理措施，错误的是
A. 脱发者应减少洗头次数
B. 用清水清洗皮损处
C. 急性期卧床休息
D. 病室安排于背阳面
E. 多吃芹菜、蘑菇等食物
19. 该患者目前主要的护理问题是
A. 疼痛
B. 营养失调：低于机体需要量
C. 潜在并发症：尿毒症
D. 皮肤完整性受损
E. 活动无耐力

二、名词解释

系统性红斑狼疮

三、问答题

系统性红斑狼疮患者的健康指导有哪些?

参考答案

一、选择题

1. A 2. E 3. D 4. C 5. E 6. C 7. E 8. B 9. D 10. C 11. B 12. D 13. D
14. C 15. E 16. B 17. C 18. E 19. D

二、名词解释

系统性红斑狼疮：是多因素参与，通过免疫复合物等途径，损害多系统、脏器和组织的自身免疫性结缔组织病。

三、问答题

答：系统性红斑狼疮患者的健康指导：①避免诱因：如阳光照射、妊娠、分娩、药物及手术等。为避免日晒和寒冷的刺激，外出时可戴宽边帽子，穿长袖衣及长裤。育龄妇女应避孕。病情活动伴有心、肺、肾功能不全者属妊娠禁忌，并避免接受各种预防接种。②休息与活动：缓解期逐步增加活动，可参加社会活动和日常工作，但要注意劳逸结合，避免过度劳累。③皮肤护理指导：注意个人卫生，切忌挤压皮肤斑丘疹，预防皮损处感染。④用药指导：

坚持严格按医嘱治疗，不可擅自改变药物剂量或突然停药。向患者详细介绍所用药物的名称、剂量、给药时间和方法等，并教会其观察药物疗效和不良反应。⑤疾病知识教育与心理调适指导：介绍本病的有关知识，使其了解本病并非“不治之症”，若能及时正确有效治疗，病情可以长期缓解，过正常生活。嘱家属给患者以精神支持和生活照顾，维持其良好的心理状态。

第三节 类风湿关节炎患者的护理

一、选择题

【A1 型题】

1. 类风湿因子是一种
A. 抗原抗体复合物
B. 自身抗体
C. 感染性抗原
D. 异种蛋白
E. 免疫细胞
2. 类风湿关节炎最基本的病理改变是
A. 滑膜炎
B. 关节畸形
C. 免疫反应
D. 补体激活
E. 过敏反应
3. 类风湿关节炎最早出现的关节表现是
A. 关节疼痛
B. 关节肿胀
C. 关节畸形
D. 发热
E. 晨僵
4. 下列哪项不是类风湿关节炎表现的特征
A. 以小关节为主
B. 呈对称性
C. 急性期关节明显肿胀
D. 后期关节无畸形
E. 远端指间关节很少受累
5. 类风湿关节炎病情较重时可发生
A. 关节畸形
B. 类风湿结节

C. 关节周围肌肉萎缩
D. 关节外表现
E. 关节疼痛
6. 类风湿关节炎关节损害最常见的部位是
A. 膝关节
B. 肘关节
C. 髋关节
D. 踝关节
E. 近端指间关节
7. 类风湿关节炎实验室检查阳性率最高的是
A. 补体 C_3增高
B. 血沉加快
C. C 反应蛋白增高
D. 类风湿因子阳性
E. 抗核抗体阳性
8. 类风湿关节炎关节疼痛的特点为
A. 固定于少数关节，剧烈难忍
B. 呈游走性
C. 关节痛于活动后减轻
D. 多呈不对称性
E. 活动后疼痛加重
9. 类风湿关节炎的护理措施中重要的是
A. 绝对卧床休息
B. 关节疼痛减轻后及时进行活动
C. 限制关节运动
D. 抬高头部
E. 及时药物止痛
10. 类风湿关节炎活动期的标志是
A. 自发痛
B. 梭状指
C. 晨僵
D. 压痛
E. 杵状指
11. 治疗类风湿关节炎必备药是
A. 非甾体类抗炎药
B. 糖皮质激素
C. 雷公藤
D. 环孢素
E. 环磷酰胺

12. 下列关于类风湿关节炎叙说错误的是
A. 是一种自身免疫性疾病
B. 以对称性四肢小关节病变为特征
C. 首选糖皮质激素治疗
D. 非甾体类抗炎药对症治疗
E. 免疫抑制药可控制病情发展
13. 下列不属于类风湿关节炎的关节损害的特征是
A. 晨僵突出
B. 呈慢性、对称性、多关节性
C. 以手足小关节为主
D. X 线检查早期可见关节纤维化和骨性强直
E. 疼痛发作与缓解交替出现
【A3 型题】
（14～18 题共用题干）
患者，女，65 岁。类风湿关节炎病史 7 年。近日手足小关节肿胀疼痛，活动后疼痛减轻。
14. 评估致病因素不包括
A. 感染
B. 寒冷潮湿环境
C. 紫外线照射
D. 遗传因素
E. 应激反应
15. 目前患者主要护理问题是
A. 疼痛：关节痛
B. 活动无耐力
C. 恐惧
D. 有失用综合征的危险
E. 知识缺乏
16. 判断患者活动期的指标不包括
A. 血沉加快
B. 手指关节半脱位
C. 晨僵
D. 类风湿结节
E. 类风湿因子阳性
17. 责任护士给患者制定的护理措施不妥的是
A. 绝对卧床休息
B. 保持关节于功能位
C. 足穿丁字鞋
D. 平卧脊背挺直
E. 必要时使用小夹板

18. 缓解期进行关节功能锻炼的目的是
A. 避免晨僵发生
B. 延缓关节破坏
C. 保持关节功能位
D. 避免肌肉萎缩、关节失用
E. 促使关节修复

二、名词解释

类风湿关节炎

三、问答题

叙述类风湿性关节炎患者的关节护理要点。

参考答案

一、选择题

1. B　2. A　3. A　4. D　5. D　6. E　7. D　8. C　9. B　10. C　11. A　12. C　13. D　14. C　15. A　16. B　17. A　18. D

二、名词解释

类风湿关节炎：又称类风湿(RA)，是一种病因尚未明了的慢性全身性炎症性疾病，以慢性、对称性、多滑膜关节炎和关节外病变为主要临床表现，属于自身免疫炎性疾病。

三、问答题

答：类风湿关节炎患者的关节护理要点：①评估关节活动度，以判断病情进展和治疗、康复训练的效果。②急性期卧床休息，宜平卧硬板床，保持关节功能位，如膝下放一平枕，使膝关节保持伸直位，足下放置足板，避免垂足。不宜高枕屈颈和膝部屈曲姿势，不宜绝对卧床。③晨僵肢体夜间睡眠戴弹力手套保暖，早晨起床后行温水浴，或用热水浸泡僵硬的关节，可减轻晨僵程度和尽快缓解症状；关节疼痛明显者遵医嘱服用止痛药。④症状基本缓解后，鼓励患者及早下床活动，必要时提供辅助工具。肢体锻炼由被动向主动渐进，活动强度应以患者能承受为限。也可配合理疗、按摩，以增加局部血液循环，松弛肌肉，减轻疼痛，消除关节僵硬。

（龚岚）

第八章　神经系统疾病患者的护理

第一节　神经系统疾病患者常见症状体征的护理

一、选择题

【A1 型题】

1. 关于头痛的描述，下列哪项是错误的
A. 大部分头痛有特异性
B. 颈部剧痛可见于流脑、蛛网膜下隙出血
C. 三叉神经痛呈阵发性电击性疼痛
D. 高血压头痛常呈搏动性
E. 脑肿瘤的疼痛缓慢而呈进行性
2. 肢体感觉障碍的患者不宜
A. 使用热水袋
B. 睡于软床上
C. 经常翻身
D. 用乙醇按摩
E. 用温水擦浴
3. 下列哪项是下运动神经元瘫痪的症状
A. 瘫痪分布以肌群为主
B. 肌张力增高
C. 腱反射亢进
D. 病里反射阳性
E. 肌萎缩不明显
4. 瘫痪患者的护理措施中不正确的是
A. 作好心理护理
B. 保持瘫痪肢体功能位
C. 防止压疮发生
D. 早期使用留置导管

E. 预防便秘

5. 肢体可脱离床面，但不能抵抗阻力，此时的肌力为

A. 0 级

B. 1 级

C. 2 级

D. 3 级

E. 4 级

6. 浅昏迷和深昏迷的主要区别为

A. 有无自主运动

B. 角膜反射及防御反射是否存在

C. 对声、光刺激的反应

D. 有无大、小便失禁

E. 能否被唤醒

7. 某患者，女，72 岁。因突然昏迷 1 小时入院。查体：左侧鼻唇沟变浅，左上、下肢瘫痪，错误的护理是

A. 暂进食

B. 去枕平卧

C. 吸氧

D. 留置导尿管

E. 控制入液量

8. 腰椎穿刺术后须去枕平卧 4 ~5 小时，其目的是防止

A. 穿刺部位出血

B. 穿刺部位感染

C. 低颅压性头痛

D. 颅内感染

E. 以上均不正确

9. 对头痛患者，下列护理措施哪项不妥

A. 鼓励患者应用止痛药

B. 鼓励患者进行理疗来缓解疼痛

C. 鼓励患者进行放松训练

D. 鼓励患者卧床休息

E. 鼓励患者避免强光和噪音的刺激，保持环境的安静

10. 末梢性感觉障碍的特点是

A. 有三偏征

B. 节段性带状分布

C. 呈手套、袜套性分布

D. 引起病变对侧肢体痛温觉障碍

E. 引起病变同侧肢体痛温觉障碍

11. 一侧面部感觉障碍，对侧肢体痛觉、温觉障碍称为

A. 末梢型感觉障碍

B. 节段型感觉障碍

C. 分离性感觉障碍

D. 交叉性感觉障碍

E. 完全性感觉障碍

12. 对感觉障碍的患者，护理措施中哪项不妥

A. 向患者解释感觉障碍的原因

B. 缓解患者紧张和不安的情绪

C. 避免患处重压，防止压疮

D. 对感觉障碍患肢使用暖水袋保暖

E. 避免搔抓患处，以防损伤及感觉

13. 一侧颅神经下运动神经元瘫痪，及对侧上、下肢上运动神经元瘫痪称为

A. 偏瘫

B. 交叉瘫

C. 四肢瘫

D. 单瘫

E. 截瘫

14. 瘫痪患者的护理中，下列措施哪项不妥

A. 保持肢体功能位

B. 翻身、拍背

C. 调整饮食以防便秘发生

D. 鼓励患者多饮水

E. 以上都不是

15. 由于瘫痪肢体不易移动，可将静脉输液放在瘫痪肢体侧，一侧上肢或下肢不能运动或运动无力，称为

A. 偏瘫

B. 局限性瘫痪

C. 单瘫

D. 交叉性瘫痪

E. 僵瘫

16. 患者自发动作完全消失，对任何刺激均无反应，各种反射均消失，巴宾斯基征持续阳性，则此时患者意识障碍的程度是

A. 浅反射

B. 嗜睡

C. 昏睡

D. 深昏迷

E. 无动性缄默症

17. 患者对压眶刺激出现痛苦表情，没有言语应答，且不能执行简单的命令，目前患者处于的状态是

A. 昏迷

B. 嗜睡

C. 昏睡

D. 浅昏迷

E. 深昏迷

18. 昏迷患者去枕平卧可避免

A. 下肢栓塞

B. 气道阻塞

C. 头痛、呕吐

D. 脑出血

E. 脑水肿

19. 对昏迷患者护理措施欠妥的是

A. 配备吸痰、气管切开等抢救用物

B. 持续留置导尿

C. 保持大便通畅以防用力排便导致颅内压增高

D. 取平卧位头偏向一侧以防止误吸

E. 密切观察生命体征、瞳孔的变化

20. 关于腰椎穿刺，护理错误的是

A. 术后去枕平卧 4 ~ 5 小时

B. 穿刺取侧卧、背近床沿、头部俯屈、双手抱膝位

C. 颅内高压者绝对禁止穿刺

D. 操作中随时观察面色、呼吸及脉搏

E. 发现有意识障碍、呼吸加深、血压下降为脑疝前驱症状

【A2 型题】

21. 患者老年男性，因急性脑出血入院 2 天，连续睡眠达 100 小时，期间呼之能醒，可进行简单对话，过后很快又入睡，此时患者处于

A. 浅昏迷状态

B. 昏睡状态

C. 深昏迷状态

D. 嗜睡状态

E. 清醒状态

22. 患者女性，57 岁，诊断为脑血栓形成收住入院。检查时发现刺激右侧下肢足背至踝部无疼痛反应，平衡觉及两点辨别觉存在，该患者发生的是

A. 深感觉障碍

B. 浅感觉障碍

C. 运动觉障碍

D. 复合感觉障碍

E. 定位觉障碍

23. 患者女性，27 岁，来门诊进行体检时，用大头针稍微轻戳患者的皮肤，患者即大声叫

喊，此感觉障碍的类型为

A. 感觉减退

B. 感觉过敏

C. 感觉缺失

D. 感觉倒错

E. 感觉异常

24. 某男性患者，因脑出血入院，测血压为140/85 mmHg，体温37℃，脉搏85次/min，呼吸16次/min，意识丧失，压迫眼眶有躲避发应，没有言语应答，有无意识的自主动作，瞳孔对光反射、角膜反射存在，此时患者处于

A. 深昏迷状态

B. 浅昏迷状态

C. 嗜睡状态

D. 清醒状态

E. 昏睡状态

25. 患者男性，50岁，不能唤醒，呼吸不规则，血压10.5/5.3kPa，大小便失禁，两侧瞳孔散大，角膜反射消失，对针刺无反应，其意识状态是

A. 深昏迷

B. 意识模糊

C. 浅昏迷

D. 昏睡

E. 嗜睡

二、名词解释

1. 命名性失语
2. 意识障碍
3. 周期性瘫痪

三、简答题

如何鉴别上、下运动神经元瘫痪？

参考答案

一、选择题

1. A　2. A　3. A　4. D　5. D　6. B　7. B　8. C　9. A　10. C　11. D　12. D　13. B
14. E　15. C　16. D　17. D　18. B　19. B　20. C　21. D　22. B　23. B　24. B　25. A

二、名词解释

1. 命名性失语：又称遗忘性失语，系优势半球颞中回及颞下回后部病变所致，患者不能

说出物件的名称及人名，但可说该物件的用途及如何使用，当别人提示物件的名称时，他能辨别是否正确。

2. 意识障碍：是对外界环境刺激缺乏反应的一种精神状态。

3. 周期性瘫痪：是以反复发作的骨骼肌迟缓性瘫痪为特征的一组疾病，其发作多与血钾代谢有关。

三、简答题

答：上、下运动神经元瘫痪的鉴别，见下表。

表　上、下运动神经元瘫痪的区别

鉴别点	上运动神经元瘫痪	下运动神经元瘫痪
病损部位	大脑皮质、内囊、脊髓	前角、前根，神经丛或周围神经
瘫痪范围	一个以上肢体受累	个别或几个肌群受累
肌萎缩	不明显	明显
肌张力	痉挛性增高	受累肌减低或弛缓
腱反射	亢进	减弱或消失
病理反射	巴宾斯基征阳性	巴宾斯基征阴性
肌束颤动	无	可有
电变性反应	无	有

第二节　周围神经疾病患者的护理

一、选择题

【A1 型题】

1. 面颊部有短暂的反复发作的剧痛，检查时除“触发点”外无阳性体征，常见于

A. 特发性面神经麻痹

B. 三叉神经痛

C. 症状性癫痫

D. 面肌抽搐

E. 典型偏头痛

2. 慢性肾功能不全时，周围神经病变中症状较明显的是

A. 弛缓性瘫痪

B. 震颤

C. 不宁腿综合征

D. 肌无力

E. 偏身瘫痪

3. 急性炎症性脱髓鞘性多发性神经病的主要临床表现是

A. 肢体对称性麻木

B. 肢体对称性无力

C. 发作性肢体无力

D. 发作性肢体麻木

E. 双侧眼外肌瘫痪

4. 周围神经病常用的检查有

A. 视觉诱发电位

B. 事件相关电位

C. 神经传导速度

D. 神经活组织检查

E. 肌电图

【A2 型题】

5. 患者大四女学生，22 岁。感冒半个月后出现双下肢近段无力。查体：双上肢肌力 3 级，双下肢肌力 3 级，四肢腱反射消失，手套袜子样痛觉减退，双腓肠肌压痛阳性。可能的诊断为

A. 急性脊髓炎

B. 脊髓压迫症

C. 周期性麻痹

D. 急性肌炎

E. 急性炎症性脱髓鞘性多发性神经病

二、名词解释

感觉障碍

三、简答题

周围神经疾病的病理改变有哪四种主要类型？

参考答案

一、选择题

1. B　2. C　3. B　4. E　5. E

二、名词解释

感觉障碍：指机体对各种形式的刺激（如痛、温度、触、压、位置、振动等）无感知、感知减退或异常的一组综合征。

三、简答题

答：①华勒变性；②轴突变性；③节段型脱髓；④神经元变性。

第三节　脑血管疾病患者的护理

一、选择题

【A1 型题】

1. 观察脑出血患者时，发现哪种情况常提示出血已止
A. 瞳孔先缩小后散大
B. 意识障碍变浅
C. 血压继续升高
D. 呼吸不规则
E. 脉搏变慢
2. 鉴别脑出血和脑血栓形成的主要依据是
A. 有无失语
B. 有无高血压
C. 有无脑水肿
D. 脑 CT 扫描结果
E. 肢体瘫痪程度
3. 脑血栓的错误护理措施
A. 平卧位
B. 避免搬动
C. 头部冷敷
D. 鼻饲流质
E. 注意保暖
4. 为维持脑出血患者营养，下列护理措施中哪项错误
A. 喂食前、后使患者保持一定时间坐姿
B. 喂食时将食物送至健侧近舌根处
C. 发病 24 小时即可鼻饲流质
D. 意识清醒后即可拔管酌情喂食
E. 有呛咳者宜喂流质为主
5. 脑出血患者发生脑疝与下列哪项无关
A. 用力排便
B. 气道阻塞严重缺氧
C. 腰穿放液过多
D. 脱水剂快速静脉滴注

E. 快速大量补液

6. 脑血栓形成患者发病时间常在

A. 感觉风寒时

B. 剧烈运动时

C. 情绪激动时

D. 睡眠或安静时

E. 血压剧烈上升时

7. 多数蛛网膜下隙出血患者防止再出血最有效的方法是

A. 血压维持在正常范围内

B. 安静卧床 4 ~5 周

C. 保持大便通畅

D. 不做体力劳动

E. 手术切除动脉瘤或血管畸形

8. 脑疝前驱症状不包括

A. 体温升高

B. 频繁呕吐

C. 烦躁不安

D. 脉搏渐慢

E. 呼吸慢而深

9. 蛛网膜下隙出血最常见的病因是

A. 脑底动脉瘤

B. 脑血管畸形

C. 脑动脉硬化

D. 脊髓或椎管内动脉瘤

E. 先天性颅内动静脉瘘

10. 脑出血患者的诱发因素不包括

A. 情绪激动

B. 重体力劳动

C. 酗酒

D. 血液黏稠度高

E. 用力排便

11. 脑血管疾病的危险因素中，其中无法干预的因素为

A. 高血压

B. 心脏病

C. 糖尿病

D. 年龄

E. 短暂性脑缺血发作

12. 短暂性脑缺血发作的描述不正确的是

A. 遗留后遗症

B. 维持时间短暂

C. 可突然跌倒

D. 可眩晕发作

E. 突然发病

13. 短暂性脑缺血发作最主要的临床特点是

A. 可出现偏身感觉障碍

B. 可出现偏瘫

C. 可有恶心呕吐

D. 起病突然

E. 症状持续时间短，一般在 24 小时内恢复正常

14. 脑血栓形成的最常见的原因是

A. 脑动脉粥样硬化

B. 糖尿病

C. 高脂血症

D. 高血压

E. 真性红细胞增多症

15. 脑血栓形成的“超早期”治疗时间一般是指在发病后的

A. 12 小时内

B. 5 小时内

C. 24 小时内

D. 1 小时内

E. 3 小时内

16. 脑栓塞患者应何时进行功能锻炼

A. 2 个月

B. 1 周后

C. 2 周后

D. 3 周后

E. 4 周后

17. 下列对脑血栓形成急性期的护理措施中哪项错误

A. 保持安静、避免搬动

B. 注意保暖

C. 头部冰袋或冷敷

D. 平卧位，头偏向一侧

E. 按危重病期护理

18. 出血性脑血管疾病的常见病因不包括

A. 脑血管畸形

B. 糖尿病

C. 动脉硬化

D. 高血压

E. 血液病

19. 脑出血患者头部抬高 15°~30°是为了减轻

A. 头痛

B. 呕吐

C. 呼吸困难

D. 脑水肿

E. 脑缺氧

20. 脑出血最常见的病因是

A. 脑动脉瘤破裂

B. 动静脉畸形

C. 高血压脑动脉硬化

D. 脑动脉炎性管壁坏死

E. 脑瘤出血

21. 对高血压脑出血患者急性期处理的最重要的环节是

A. 用镇静药，防止癫痫发作

B. 用抗生素，防止继发感染

C. 立即使血压下降至正常以下，防止再出血

D. 立即使用止血药

E. 抗水肿，降低颅内压

22. 脑出血最常见的发病部位为

A. 延髓

B. 脑室

C. 脑叶

D. 脑干

E. 内囊

23. 协助诊断急性脑血管病首选的检查项目为

A. DSA

B. 头颅 CT 或 MRI

C. 心电图检查

D. 脑脊液检查

E. 病理反射

24. 对急性期脑出血患者的护理措施，下列不正确的是

A. 定时监测生命体征

B. 绝对卧床，避免不必要的搬动

C. 头部置冷水袋

D. 头低脚高位

E. 密切观察意识、瞳孔变化

25. 预防脑出血措施不妥的是

A. 勿紧张

B. 戒烟
C. 勿运动
D. 少盐饮食
E. 少饮酒
26. 脑血管病患者病情观察最重要的是判断有无
A. 脑疝
B. 心力衰竭
C. 呼吸衰竭
D. 脑出血
E. 脑梗死
27. 患有高血压的老年人情绪激动易诱发
A. 癫痫发作
B. 蛛网膜下隙出血
C. 心力衰竭
D. 脑出血
E. 脑梗死
28. 脑出血的患者最主要的死亡原因是
A. 溃疡大出血
B. 压疮感染
C. 坠积性肺炎
D. 脑疝
E. 呼吸衰竭
29. 不符合脑疝前驱改变的表现是
A. 意识障碍
B. 瞳孔不等大
C. 脉搏呼吸加快
D. 喷射性呕吐
E. 血压进行性增高
30. 内囊出血的典型表现是
A. 剧烈头痛
B. 双瞳孔缩小
C. 呼吸深沉有鼾声
D. 三偏征
E. 频繁呕吐

【A2 型题】

31. 男，78 岁，有高血压史 30 年，在进行家务活动时，突觉头晕，随即倒地，急送医院检查，患者呈昏迷状态，左侧肢体偏瘫，CT 可见高密度影，最可能的诊断为
A. 脑梗死
B. 脑出血

C. 心源性休克

D. 急性心肌梗死

E. 肾衰竭

32. 女，55 岁，清晨起床时，家人发现其口角歪斜，自述上、下肢麻木，自行上厕所时摔倒。送医院检查，神志清楚，左侧偏瘫，此患者的情况最可能是

A. 脑出血

B. 脑挫伤

C. 癫痫

D. 脑梗死

E. 蛛网膜下隙出血

33. 患者，男，37 岁，急性感染性多发性神经炎入院，护理评估时发现患者双下肢感觉减退呈袜套型，应提出的护理诊断是

A. 疼痛

B. 急性意识障碍

C. 体液不足

D. 有皮肤完整性受损的危险

E. 恐惧

34. 王某，男，55 岁，因急性脑出血入院。该患者能予鼻饲进食的时间是

A. 72 小时后

B. 24 小时后

C. 12 小时后

D. 即刻

E. 48 小时后

35. 李某，女，53 岁，晨检发现自己左侧半身瘫痪，眼球震颤，共济失调，吞咽困难，该患者可能是

A. 脑血管痉挛

B. 脑血栓形成

C. 蛛网膜下隙出血

D. 脑桥出血

E. 小脑出血

36. 王某，男，60 岁，饮酒后突然意识丧失，呼吸加深成鼾声，颜面潮红，脉搏快而有力，颈软，左侧肢体瘫痪，首先考虑

A. 蛛网膜下隙出血

B. 脑出血

C. 短暂性脑缺血发作

D. 脑血栓形成

E. 脑栓塞

37. 赵某，女，57 岁，3 天前睡觉时突然失明，伴瘫痪，神志欠清，症状持续未缓解。2 年来曾有 3 次相似发作，持续不到 2 小时后病态消失，你认为现在哪项诊断可能性较大

A. 脑出血

B. 蛛网膜下隙出血

C. 短暂性脑缺血发作

D. 脑血栓形成

E. 脑栓塞

38. 脑出血患者，入院第 2 天发生颅内压增高，静脉滴注 20% 甘露醇 250 mL，应注意的事项是

A. 速度缓慢

B. 速度极慢

C. 一般速度

D. 快速滴注

E. 按血压高低调节滴速

39. 某动脉硬化脑梗死患者，急性期后留有左侧肢体瘫痪和语言沟通障碍，康复期首先要帮助患者

A. 功能锻炼

B. 促进恢复“自主”生活

C. 加强营养

D. 树立信心，克服不良心理状态

E. 减轻病痛

【A3/A4 型题】

(40 ~ 42 题共用题干)

患者男性，70 岁。因右侧肢体活动不便 5 小时入院。患者神志清楚，有高血压及糖尿病史，曾有过短暂性脑缺血发作史，右侧肢体肌力为 2 级。

40. 确诊最有价值的辅助检查是

A. 头颅 CT 或 MRI

B. 肌电图

C. 心电图

D. 脑血管造影

E. 腰穿

41. 如行 CT 检查无高密度显影，此患者可诊断为

A. 脑出血

B. 脑梗死

C. 蛛网膜下隙出血

D. 硬膜外血肿

E. 硬膜下血肿

42. 该疾病最常见的病因是

A. 劳累

B. 伤风感冒

C. 动脉粥样硬化

D. 高血压
E. 动脉瘤
(43 ~ 44 题共用题干)

患者女性，53 岁，晚餐后洗衣时突然出现剧烈头痛，恶心、喷射状呕吐，随后意识模糊，被家人送到医院，急行 CT 检查，图像上呈高密度影，脑膜刺激征阳性，无肢体瘫痪，既往体健。

43. 该病的诊断是
A. 脑出血
B. 脑血栓
C. 脑梗死
D. 蛛网膜下隙出血
E. 短暂性脑缺血发作
44. 本病最常见的病因为
A. 先天性脑动脉瘤
B. 高血压
C. 血小板减少
D. 凝血机制障碍
E. 动脉粥样硬化

二、名词解释

脑梗死

三、简答题

1. 脑血栓形成的患者使用溶栓药前应做哪些检查?
2. 怎样进行脑血管病一级预防?

四、病例分析

患者男，65 岁，突起右侧肢体无力并口齿不清 1 小时入院，患者 1 小时前打牌时突然出现右侧肢体无力，吐词欠清，头痛、恶心、无呕吐。既往有高血压病史 15 年。入院查体：BP 210/100 mmHg，嗜睡，伸舌右偏，口角左歪，右侧肢体肌力 2 级。

问题：1. 请列出 3 个主要的护理诊断。
2. 请标出首优的护理诊断。
3. 请根据患者的情况制定个体化的护理措施。

参考答案

一、选择题

1. B　2. D　3. C　4. E　5. D　6. D　7. E　8. A　9. A　10. A　11. D　12. A　13. E

14. A　15. B　16. B　17. C　18. B　19. D　20. D　21. E　22. D　23. B　24. D　25. C
26. A　27. D　28. D　29. C　30. D　31. B　32. D　33. D　34. B　35. B　36. B　37. C
38. D　39. D　40. A　41. B　42. C　43. D　44. A

二、名词解释

脑梗死：又称缺血性卒中，中医称之为卒中或中风。本病系由各种原因所致的局部脑组织区域血液供应障碍，导致脑组织缺血缺氧性病变坏死，进而产生临床上对应的神经功能缺失表现。

三、简答题

1. 答：常见有阵发性眩晕，一般不伴有明显的耳鸣，可出现复视、眼球震颤、构音障碍、吞咽困难、共济失调等，一侧脑神经麻痹，对侧肢体瘫痪或感觉障碍为椎－基底动脉系统TIA的典型表现。

2. 答：在社区人群中首先筛选上述可干预的危险因素，找出高危人群，进行预防（干预），即积极治疗相关疾病，如高血压、心血管病、糖尿病、高脂血症等；提倡合理饮食，适当运动，根据存在的各种危险因素，按照不同的严重程度，坚持治疗，坚持进行护理干预。

四、病例分析

答：

1. 护理诊断

(1) 躯体运动障碍　与偏瘫或平衡能力降低有关。

(2) 吞咽障碍　与意识障碍或延髓麻痹有关。

(3) 语言沟通障碍　与大脑语言中枢功能受损有关。

2. 首优的护理诊断

躯体运动障碍　与偏瘫或平衡能力降低有关。

3. 护理措施

(1) 一般护理：急性期取平卧位或头低位，以保证脑的血液供应；瘫痪患者卧气垫床或按摩床，保持肢体功能位，定时翻身；观察患者能否自口进食，有无吞咽困难和饮水呛咳，有无营养障碍。

(2) 饮食指导：鼓励能吞咽的患者自口进食，少量多餐。吞咽困难者选择软饭、半流或糊状，冻状的黏稠食物，避免粗糙、干硬、辛辣等刺激性食物。

(3) 防止窒息：保持进餐环境的安静、舒适；进食前注意休息，进餐时不要讲话，减少环境中分散注意力的干扰因素；床旁备吸引装置，如果患者呛咳、误吸或呕吐，应立即让患者取头侧位，及时清理口鼻分泌物和呕吐物，保持呼吸道通畅，预防窒息和吸入性肺炎。

(4) 用药护理：使用溶栓、抗凝药物时应严格把握药物量，密切观察意识和血压变化，定期进行神经功能评估，监测出凝血时间和凝血酶原时间、观察有无皮肤及消化道出血倾向和栓子脱落引起的小栓塞；使用尼莫地平等钙拮抗药时，应监测血压变化、控制输液滴速。

(5) 心理护理。

第四节　帕金森病患者的护理

一、选择题

【A1 型题】

1. 帕金森病的典型表现
A. 姿势性震颤
B. 运动性震颤
C. 静止性震颤
D. 意向性震颤
E. 肌束颤动
2. 关于帕金森病的三个主要体征，哪项是正确的
A. 震颤、肌张力增高、慌张步态
B. 震颤、面具脸、肌张力增高
C. 运动减少、搓丸样动作、强直
D. 震颤、强直、运动减少
E. 震颤、面具脸、运动减少
3. 帕金森病以下哪项诊断及治疗的表述是正确的?
A. 脑脊液检查对诊断颇有价值
B. MRI 检查有特征性表现
C. PD 一经确诊应首选左旋多巴治疗
D. 美多巴是由左旋多巴加苄丝肼组成，疗效优于左旋多巴
E. 服用左旋多巴出现周围性副作用时应立即停药
4. 黑质纹状体系统内使左旋多巴转化为多巴胺的酶是
A. 单胺氧化酶
B. 氨基酸脱羧酶
C. 酪氨酸羟化酶
D. 儿茶酚胺邻甲基转移酶
E. 胆碱酯酶
5. 用左旋多巴或 M 受体阻断剂治疗震颤麻痹(帕金森病)，不能缓解的症状是
A. 肌肉强直
B. 随意运动减少
C. 动作缓慢
D. 面部表情呆板
E. 静止性震颤
6. 帕金森病不会出现的体征是
A. 手的搓丸样震颤

B. 齿轮样肌强直

C. 面具脸

D. 挤奶妇手法

E. 慌张步态

【A2 型题】

7. 患者女性，73 岁，渐起左上下肢抖动 1 年，既往史无特殊。检查：血压 20/12.6kPa，神志清楚，表情呆板，左上下肢肌力正常，肌张力增高，呈齿轮样，左上下肢可见静止性震颤，未发现其他异常。最可能的诊断是

A. 亨廷顿舞蹈病

B. 帕金森病

C. 弥散性路易体病

D. 肝豆状核变性

E. 进行性核上性麻痹

【A3/A4 型题】

（8 ~ 10 题共用题干）

患者女性，75 岁，2 年来无诱因逐渐出现行动迟缓，行走时上肢无摆动，前倾屈曲体态。双手有震颤，双侧肢体肌张力增高。无智能和感觉障碍，无锥体束损害征。

8. 最可能的诊断是

A. 帕金森病

B. 扭转痉挛

C. 阿尔茨海默（Alzheimer）病

D. 肝豆状核变性

E. 脑动脉硬化

9. 选择最适当的治疗药物是

A. 安坦

B. 复方左旋多巴

C. 丙炔苯丙胺

D. 溴隐亭

E. 维生素 E

10. 选用上述治疗的目的是

A. 治愈疾病

B. 阻止疾病的进行

C. 改善症状

D. 预防并发症

E. 增强体质

二、名词解释

震颤麻痹

参考答案

一、选择题

1. C　2. D　3. D　4. B　5. E　6. D　7. B　8. A　9. B　10. C

二、名词解释

震颤麻痹：又称帕金森病，是一种常见的运动障碍疾病，以静止性震颤、运动减少、肌强直和体位不稳为主要临床特征。

第五节　癫痫患者的护理

一、选择题

【A1 型题】

1. 下列哪项不符合抗癫痫药物治疗原则
A. 大剂量开始
B. 单一用药无效者可联合用药
C. 达疗效后继续正规用药
D. 连续 3 年无发作后可缓慢减量
E. 以小剂量维持后停药
2. 诱发癫痫的因素不包括
A. 高热
B. 睡眠不足
C. 暴饮暴食
D. 体育活动
E. 精神刺激
3. 癫痫大发作时，错误的护理措施是
A. 使患者躺下，侧卧位
B. 松解领口、腰带
C. 不可喂水
D. 牙垫塞入上、下门牙之间
E. 不能强力按压肢体
4. 对癫痫持续状态患者，护士首先应该做的是
A. 立即取抗惊厥药物准备注射
B. 床旁加设护架
C. 关节骨突处用棉垫保护

D. 吸氧

E. 准备脱水剂，防止脑水肿

5. 下列哪项不是癫痫全身性强直阵挛发作的表现

A. 尖叫一声后倒地

B. 瞳孔缩小

C. 全身肌肉强直收缩

D. 眼球上翻

E. 小便失禁

6. 下列哪种癫痫发作时应该用药物从速制止

A. 简单的部分性发作

B. 单纯失神发作

C. 全面性强直－阵挛发作

D. 癫痫持续状态

E. 复杂的部分性发作

7. 癫痫大发作时的护理措施错误的是

A. 扶持患者卧倒

B. 解开患者的衣领、衣扣和腰带

C. 在患者上下臼齿间放牙垫

D. 将患者的头部侧向一边

E. 按压抽搐肢体

8. 下列不符合癫痫的药物治疗原则的是

A. 药物剂量由小到大，逐步增加

B. 定期监测血常规及肝肾功能和药物浓度

C. 一般情况不主张联合用药

D. 撤换药物要果断，迅速

E. 根据发作类型选择最佳药物

9. 癫痫患者可以参加的活动为

A. 攀岩运动

B. 操作电脑

C. 高空驾驶

D. 操作高压电机

E. 海上冲浪

10. 对诊断癫痫最有帮助的检查是

A. 血、尿、大便常规

B. 头颅 CT 或 MRI

C. 脑电图检查

D. 脑脊液检查

E. 病理反射

11. 以意识丧失和全身抽搐为特征的癫痫发作为

A. 简单的部分性发作
B. 单纯失神发作
C. 强直—阵挛发作
D. 精神运动性兴奋
E. 复杂的部分性发作

12. 癫痫发作特点不包括
A. 间歇性
B. 刻板性
C. 突然性
D. 表演性
E. 短暂性

13. 癫痫发作特点不包括
A. 大发作持续 24 小时以上
B. 癫痫大发作药物控制不良者
C. 短期内小发作连续发生
D. 小发作持续 24 小时以上
E. 大发作连续发生，间歇期仍处于昏迷状态

【A2 型题】

14. 王某，女，30 岁，癫痫病史 4 年，因自行终止用药物导致大发作。其首选控制药物是
A. 乙琥胺
B. 苯巴比妥
C. 苯妥英钠
D. 扑痫酮
E. 地西泮

15. 王某，女，32 岁，因癫痫发作住院 2 天，突然发生阵发性抽搐，表现为意识丧失，眼球向上凝视。瞳孔散大，口唇青紫，全身抽搐，有舌咬伤，尿失禁。下列护理措施不正确的是
A. 床旁加床档
B. 护士守护旁边保护患者
C. 立即强行灌水喂药控制
D. 用牙垫垫于患者上、下臼齿之间
E. 保持呼吸道通畅，防止窒息

16. 李某，男，癫痫病史 6 年，曾有强直性阵挛发作。其最适于的职业是
A. 汽车驾驶员
B. 邮递员
C. 游泳运动员
D. 办公室职员
E. 电工

二、名词解释

1. 癫痫
2. 钩回发作

三、简答题

1. 癫痫患者健康指导重点有哪些?
2. 为防止癫痫患者发作时意外发生，应采取哪些护理措施?

四、病例分析

患者男，4 小时前突然出现阵发性抽搐，眼球上窜、瞳孔散大、口吐白沫、口唇青紫、舌咬伤、尿失禁，持续约4 分钟，约5～10 分钟后又出现发作，发作间期意识不清。既往有癫痫发作史。发作间期查体：T37.8℃，P90 次/min，R 20 次/min，BP 120/75 mmHg，浅昏迷状态，双瞳孔等大等圆，直径约3 mm，对光反射灵敏。

问题：1. 请列出3 个主要的护理诊断。

2. 请标出首优的护理诊断。

3. 请根据患者的情况制定个体化的护理措施。

参考答案

一、选择题

1. A　2. D　3. D　4. A　5. B　6. D　7. E　8. D　9. B　10. C　11. C　12. D　13. E　14. C　15. C　16. D

二、名词解释

1. 癫痫：是一组反复发作的神经元异常放电所致的暂时性中枢神经系统功能障碍的临床综合征。

2. 钩回发作：颞叶的前部病变影响内侧面的嗅觉味觉中枢(钩回)时出现特殊的症状，称钩回发作，为一种颞叶癫痫，患者有幻嗅或幻味，作舐舌、咀嚼动作。

三、简答题

1. 答：癫痫患者健康指导重点：①向患者及其家属介绍有关本病的基本知识，尤其是如何避免诱因，减少发作。提醒患者生活要有规律，注意劳逸结合，避免过度疲劳，戒酒；饮食应富于营养又易于消化，多吃蔬菜、水果。②鼓励患者参加有益的社交活动，减轻心理负担，保持心情愉快、情绪平稳，提高应付各种突发事件及增强自我控制的能力，告诫患者勿参加带有危险性的工作和活动，如登高、游泳、驾驶车辆、带电作业。③患者随身携带简要病情诊疗卡，并注明家庭地址、单位、电话号码，以备发作时能及时得到有效的处理。④应向患者家属强调遵医嘱按时服药的重要性，不可随意增减剂量或药物，否则易引起癫痫发作加重或成为持续状态。注意观察有无药物不良反应，一旦发现立即就医以调整用药。要求患者定期返院测药物血浓度、血象和肝、肾功能检查。

2. 答：癫痫患者发作时防止意外发生：(1)评估患者癫病发作的类型，详细了解发作无先兆症状，一旦发现先兆症状，迅速将患者就地平放，解松领扣和裤带，将手边的柔软物如毛毯、浴巾等垫在患者头下，移去患者身边的危险物品，以免碰撞造成意外。(2)抽搐发作时，床前加栏杆，护士应守在床边观察，并保护患者。用牙垫或厚纱布包裹的压垫在上下磨牙间，以防咬伤舌头及颊部，但不可强行硬塞。保护抽搐的肢体，切不可用力按压，以免造成骨折、肌肉撕裂及关节脱位。对精神运动兴奋性发作患者，更需要注意保护，防止其自伤、伤人或走失。(3)严密观察患者病情变化，一旦发生连续不断的抽搐可能演变为癫痫持续状态，常可出现高热、周围循环衰竭及脑水肿等危害患者生命的并发症，应立即采取如下抢救措施：①立即按医嘱缓慢静注抗惊药，如地西泮、苯妥英钠等，用药过程中应密切观察患者呼吸、心律、血压的变化，如呼吸变浅、昏迷加深、血压下降，应暂停注射；②保持病室环境安静，避免外界各种刺激，床旁加设护架，关节、骨突处用棉垫保护；③连续抽搐者应防止缺氧而致脑水肿，应控制进水量，按医嘱静脉快速滴注脱水剂，并给予吸氧；④如 24 h 以上不能经口进食者，应给予鼻饲流质，少量多次，速度宜慢。保持呼吸道通畅和口腔清洁，防止继发感染。

四、病例分析

答：

1. 护理诊断

(1)有受伤的危险　与癫痫发作意识突然丧失或判断力受损有关。

(2)有窒息的危险　与癫痫发作时喉痉挛、气道分泌物增多有关。

(3)知识缺乏：缺乏疾病预防保健的知识。

2. 首优的护理诊断

有受伤的危险与癫痫发作意识突然丧失或判断力受损有关。

3. 护理措施

(1)一般护理：环境安静，避免过劳、睡眠不足等；适当参加体力和脑力活动，做力所能及的工作；给予清淡饮食，避免过饱，戒烟酒。

(2)避免受伤：①发现发作先兆时，迅速将患者就地平放，避免摔伤，松解领扣和腰带，摘下眼镜、义齿，将手边柔软物垫在患者头下，移去身边的危险物；②用牙垫或厚纱布塞在上下磨牙之间，以防咬伤舌头及颊部；抽搐发作时，不可用力按压肢体，以免造成骨折、肌肉撕裂及关节脱位；③发作后患者可有短期的意识模糊，禁用口腔测量体温，防止患者咬断体温计而损伤舌头、口腔黏膜等。

(3)保持呼吸通畅：发作时将患者的头放低且偏向一侧，床边备吸引器，及时吸痰，以保持呼吸道通畅。

(4)病情观察：发作过程中应严密观察生命征及神志、瞳孔变化，注意发作过程有无心率加快、血压升高、呼吸减慢、瞳孔散大等；记录发作时间与频率，发作停止后意识恢复的时间，患者有无头痛、疲乏及肌肉酸痛等表现。

(5)用药护理：根据癫痫发作的类型遵医嘱用药，注意观察用药疗效和不良反应。

（6）癫痫持续状态的护理：①专人守护，加床栏以保护患者免受外伤；②立即按医嘱缓慢静注地西泮，用药中密切观察患者呼吸、心率、血压的变化；③严密观察病情变化；④注意保持呼吸道通畅和口腔清洁，防止继发感染，给予吸氧，备好气管插管、气管切开器械。

（7）心理护理。

（郭梦安）

图书在版编目(CIP)数据

内科护理学习题集/郭梦安主编. —长沙:中南大学出版社,2016.8
ISBN 978-7-5487-2454-4

Ⅰ.内… Ⅱ.郭… Ⅲ.内科学-护理学-高等职业教育-习题集
Ⅳ.R473.5-44

中国版本图书馆 CIP 数据核字(2016)第 189844 号

内科护理学习题集

主编 郭梦安

□责任编辑 李 娴
□责任印制 易红卫
□出版发行 中南大学出版社
社址:长沙市麓山南路 邮编:410083
发行科电话:0731-88876770 传真:0731-88710482
□印 装 长沙雅鑫印务有限公司

□开 本 787×1092 1/16 □印张 17.5 □字数 443 千字
□版 次 2016 年 8 月第 1 版 □印次 2017 年 12 月第 2 次印刷
□书 号 ISBN 978-7-5487-2454-4
□定 价 48.00 元

图书出现印装问题,请与经销商调换